AF300439

RÉSUMÉ

DE

L'ÉTAT ACTUEL DES CONNAISSANCES ACQUISES

EN

HÉMATOLOGIE NORMALE & PATHOLOGIQUE

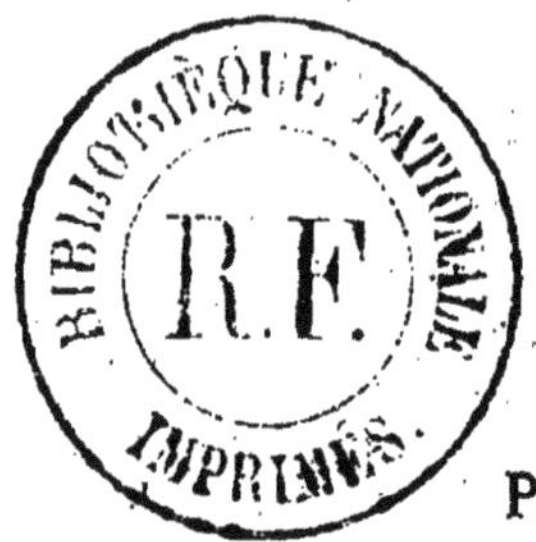

« La place que le sang occupe en pathologie
» est déterminée par son importance phy-
» siologique. » F. Gross. *Traité d'histologie
pathologique.*

Par M. DUBOURG

Vétérinaire au Hâvre, ex-Vétérinaire en 2e au 15e régiment
d'artillerie, Membre correspondant de la Société
Vétérinaire du Nord et du Pas-de-Calais.

Mémoire couronné par la *Société de Médecine* du département du Nord.

LILLE
IMPRIMERIE DE LEFEBVRE-DUCROCQ
Rue Esquermoise, 57.
1877

RÉSUMÉ

DE

L'ÉTAT ACTUEL DES CONNAISSANCES ACQUISES

EN

HÉMATOLOGIE NORMALE & PATHOLOGIQUE

Le temps n'est plus, où on considérait le sang « *comme une liqueur pourpre où l'on trouve beaucoup d'esprit et de phleyme, un peu de sel et de soufre et très peu de terre.* (Guy de Chauliac).

Le sang est une chair coulante, a dit Bordeu. Par ces mots, le savant physiologiste exprimait, d'une façon très heureuse, que le sang n'est pas seulement un liquide qui circule dans l'organisme, mais bien un véritable organe · distinct, formé comme tous les autres de cellules et d'un plasma tout particuliers.

L'étude du sang est excessivement complexe ; il existe, entre lui et les différents organes, un échange continuel de principes divers ; porté par les artères dans le sein même des tissus pour y déposer les matériaux nécessaires à leur existence et à leur fonctionnement normal, ce sang revient au cœur chargé des produits de la combustion qui s'opère sans cesse dans l'organisme, pour de là, retourner au poumon où il doit acquérir de nouvelles propriétés vivifiantes.

Aidés du microscope, secondés par les immenses progrès qu'a faits la chimie organique dans ces dernières années, les histologistes ont pu acquérir des connaissances positives, sur la nature et sur la composition de chacun des éléments du fluide sanguin. Dans l'état actuel de la science, nous n'avons que des données très incomplètes sur les modifications que subissent chacun de ces éléments dans les divers états pathologiques. Chaque jour amène une découverte nouvelle et restreint les limites de ce vaste empire de l'inconnu dans lequel se trouvait englobée l'une des principales branches de la médecine, l'histologie.

Dans l'étude que nous allons faire, nous exposerons d'abord les caractères généraux du sang physiologique, pour ensuite examiner ses éléments figurés et ses éléments plasmatiques ; en dernier lieu nous nous occuperons du sang pathologique.

I

CARACTÈRES GÉNÉRAUX DU SANG.

Le sang est un liquide légèrement visqueux, de couleur rutilante, un peu plus foncée dans les veines que dans les artères, sa saveur est légèrement salée, son odeur fade, sa densité est de 1.055. A la sortie des vaisseaux il est à une température moyenne de 38° ; une fois hors des veines ou des artères il ne tarde pas à se coaguler.

Vu sous une faible épaisseur, le sang est transparent, mais examiné sous un certain volume il est opaque ; il doit cette opacité à de nombreux globules rouges qui jouissent dans le sang artériel d'un pouvoir réfringent très intense ; tandis que ceux du sang veineux sont dichroïques. Il doit sa viscosité à une liqueur de nature albuminoïde qui tient en suspension les globules rouges et les globules blancs.

L'odeur du sang varie avec l'espèce, l'âge et le sexe de l'individu ; son état de santé ou son état de maladie ; Barruel l'a comparée à l'odeur de l'acide butyrique. Denis l'attribue à des acides volatils, qu'il prétend qu'on peut obtenir en distillant avec de l'eau.

La nature des sels que le plasma tient en dissolution explique facilement la saveur salée du sang.

La densité du sang peut varier dans certaines limites suivant que l'on a à faire à du sang veineux ou à du sang artériel ; le sexe peut aussi avoir une certaine influence ; généralement elle est plus faible chez la femme que chez l'homme. D'après Pròut cette densité varie entre 1.030 et 1.075. Denis et Urc ont donné une densité moyenne qui est pour le premier de 1.053 et pour le second de 1.055.

Coagulation du sang.— Une fois sorti des vaisseaux, le sang ne tarde pas à se coaguler. Après 1'45" à 6 minutes, il se forme dans le sang humain une pellicule qui peu à peu prend de la consistance ; et au bout de 7 à 16 minutes toute la masse est prise en un caillot qui s'est moulé sur les parois du vase. Ce caillot se contracte en durcissaht et il laisse échapper, à travers ses pores, un liquide ambré qu'on a désigné sous le nom de *sérum* : ses globules sanguins restent emprisonnés dans le lacis fibrilleux qui compose la charpente, ou mieux la trame de la masse solide. C'est généralement dans les dix ou douze premières heures que se produit cette exsudation ; dans certains cas elle peut se prolonger beaucoup plus longtemps : ainsi, M. Armand Gauthier a observé que, lorsqu'on mélangeait au sang des matières antiputrides, la contraction pouvait se produire pendant quinze jours.

Le temps que met le sang à se coaguler varie selon le degré de vigueur du sujet qui l'a fourni. Berthold et Darcy ont remarqué que le sang artériel se coagulait plus vite que le sang veineux ; M. Béclard a observé que le sang de la rate se coagulait plus rapidement que celui de la jugulaire. Dans le cadavre, la coagulation ne s'effectue que douze ou vingt-quatre heures après la mort, et encore, le sang des capillaires reste fluide ; ce dernier phénomène a une grande importance, surtout lorsqu'il s'agit d'interpréter la coloration des vaisseaux ou les hypostases cadavériques. Il arrive assez souvent que la coagulation ne se produit que lorsque le sang du cadavre s'est trouvé au contact de l'air. Le sang de certaines tumeurs (tumeurs sanguines, anévrismales) peut rester très longtemps sans se coaguler.

Du sang défibriné, injecté dans les veines d'un supplicié

acquiert de nouveau la propriété de se coaguler : c'est à Brown-Séquard que nous devons la connaissance de ce phénomène.

Certaines circonstances, certaines manipulations, peuvent influer sur la formation plus ou moins prompte du caillot ; ainsi le battage par exemple hâte la coagulation ; lorsqu'on reçoit le sang sur des brindilles de balai, la fibrine se forme instantanément. On doit aussi tenir compte de la forme et de la nature des vases dans lesquels le sang a été recueilli L'état de repos ou d'agitation, la quantité de liquide qu'on a retiré, l'influence de l'air sont autant de causes qui peuvent activer ou retarder la formation du caillot.

La température la plus favorable à la coagulation varie entre 25 et 33°. Lorsqu'on porte du sang à une très basse température, il se congèle sans se coaguler ; mais lorsqu'il revient à la température ambiante, il se coagule plus rapidement que s'il n'avait pas été congelé.

Certaines substances retardent et empêchent même la coagulation, telles sont : les acides en petite quantité, les alcalis, les carbonates alcalins, qui l'entravent complètement ; les sels alcalins neutres, les chlorures alcalins, l'azotate de potasse, l'acétate de soude, le borate et le sulfate de soude, le sulfate de magnésie la retardent simplement. La glycérine, mélangée au sang dans les proportions de 10 à 20 parties, pour 1 de sang, jouit de la même propriété ; mais il suffit d'étendre le mélange d'eau pour provoquer la formation du caillot. M. Bouillaud communiqua à l'Académie des sciences, dans sa séance de 8 novembre 1875, une note au nom de M. Oré, dont les conclusions étaient les suivantes :

« 1° Si les acides, mis en contact avec le sang dans un vase ouvert, à l'air libre, coagulent l'albumine, il n'en est plus du même quand on les injecte directement dans le torrent circulatoire ; il en est de même de l'alcool.

« 2° La plupart des substances insolubles dans l'eau, cessant de l'être en présence des acides et de l'alcool, pourront être injectées, sans déterminer aucun accident de coagulation, après avoir subi l'action de ces derniers. »

Dans certaines maladies, le sang se coagule difficilement ; Polli cite un cas où le sang d'un homme vigoureux, atteint pendant l'été d'une pneumonie franche, ne se coagula qu'au bout de huit jours.

On a recherché à expliquer le phénomène de coagulation du sang, et plusieurs interprétations ont été données par des auteurs différents. Pour l'intelligence de la question qui nous occupe en ce moment, nous dirons qu'il existe dans les globules rouges une substance fibrino-plastique, appelée paraglobuline, et dans le sérum une matière albuminoïde, désignée sous le nom de fibrinogène. Nous aurons plus tard à étudier les propriétés de ces deux facteurs de la fibrine.

Une des premières explications données est celle qui consiste à rapporter la coagulation du sang à l'influence de l'air. Mais l'expérience prouve que cette coagulation peut avoir lieu dans le vide ainsi que dans une atmosphère d'hydrogène, d'azote ou d'acide carbonique.

Scudamore prétendait que l'échange d'oxygène et d'acide carbonique, qui se faisait au contact de l'air était la cause de la coagulation ; Richardson l'attribuait à un dégagement d'ammoniaque, mais J. Davy a démontré expérimentalement que ce gaz n'entravait pas la coagulation. Quelque temps après, Théry, Strauch et Kühuc prouvèrent qu'il ne se dégageait pas d'ammoniaque. L'immobilité ni le refroidissement ne doivent pas non plus être mis en cause. M. Armand Gauthier a donné sur la coagulation du sang une théorie plus rationnelle. Après avoir démontré la vitalité des globules dans la circulation, il admet que lorsqu'ils sont restés un certain temps en dehors des vaisseaux, ils ne sont plus que de véritables cadavres. Il se produit alors un mouvement exosmotique qui a pour résultat de laisser échapper une partie de la paraglobuline de la cellule dans le plasma sanguin et que cette substance provoque la coagulation. Toutes les manipulations, comme le battage qui

peuvent hâter cette extravasation, favorisent en effet la formation du caillot. M. Ch. Robin avait depuis longtemps signalé
cette extravasation.

Pourquoi le sang ne se coagule-t-il point dans les veines ?
Denis a cru avoir donné l'explication de ce fait en disant que la
plasmine se transformait hors des vaisseaux en fibrine concrète
et en fibrine soluble et qu'elle ne se dédoublait pas dans les
vaisseaux parce qu'elle y était vivante.

Schmidt considère la fibrine comme la résultante d'une combinaison entre la matière fibrino-plastique et le fibrinogène, il
prétend que la première de ces deux substances est plus vite
oxydée que la deuxième, et que par conséquent, l'un des deux
facteurs a toujours une tendance à disparaître ; il suppose en
outre que la membrane vasculaire détruit toute affinité de ces
deux substances l'une pour l'autre.

A cette théorie, basée sur des hypothèses, on a objecté :
1o que la matière fibrino-plastique malgré sa plus grande affinité
pour l'oxygène existait toujours en excès sur le fibrinogène,
dans le sérum ; 2° lorsqu'on enferme, comme l'a fait Hervson,
même pendant longtemps, une certaine quantité de sang dans
un vaisseau, il suffit d'une piqûre permettant l'introduction de
l'air, pour provoquer la coagulation. Il n'y a donc rien eu de
détruit. 3o La paraglobuline possède à un très haut degré la
propriété de traverser les membranes séreuses par exosmose ;
pourquoi ne passerait-elle pas à travers ces membranes avec le
fibrinogène, si elle existait toute formée à l'état de liberté dans
le sang contenu dans les vaisseaux. Il est rare, du reste, de
rencontrer des liquides séreux se coagulant spontanément.

Brücke après Caper et Thachrah a avancé que le contact du
sang avec les parois des vaisseaux suffisait pour le maintenir à
l'état liquide. Nous savons parfaitement que la pénétration d'un
corps étranger dans un vaisseau suffit pour provoquer autour de
lui la coagulation du sang. (Voir le renvoi pages 80 et 81).

De toutes les théories émises pour expliquer la fluidité du
sang dans l'organisme vivant, nous accepterons encore celle de

M. Armand Gauthier que nous avons déjà citée. La fibrine, pour se former, ayant besoin de deux éléments (la matière fibrino-plastique et le fibrinogène), le premier, se trouvant retenu dans les globules, par leur état de vitalité, ne vient point agir sur le second, et le sang conserve sa fluidité.

II

COMPOSITION SOMMAIRE DU SANG NORMAL.

Lorsqu'on examine une goutte de sang frais au microscope, on voit une foule d'éléments cellulaires en suspension dans un liquide qui a reçu le nom de *plasma*. Ce plasma contient : 1° le fibrinogène, substance susceptible de se transformer en fibrine ; 2° la *sérine*, corps de nature albuminoïde qu'on retrouve encore dans le sérum après la formation du caillot ; 3° des matières extractives, des sels et des gaz. Dans ce milieu liquide que les histologistes considèrent aujourd'hui comme une substance *interstitielle*, vivent des cellules rouges ou hématies, qui donnent la couleur au sang, et des globules blancs ou leucocytes. Nous étudierons successivement tous ces éléments, tant au point de vue chimique qu'au point de vue histologique.

Analyse chimique du sang.

1000 grammes de sang contiennent :

	Schmidt.	Becquerel et Rodier.	Hoppe-Seyler (cheval).	Sacharjin (cheval).
Globules humides.	396.2	309.8	326.2	354
Plasma	603.8	630.2	673.8	646

Eau contenue dans les globules = 57 à 67 °/₀.

Matières solides = 33 à 43 °/₀.

Eau du plasma = 90.4 à 91.2 °/₀.

Substances sèches dissoutes = 8.8 à 9.6 °/₀.

COMPOSITION DES GLOBULES			COMPOSITION DU PLASMA		
	Strecker	Denis		Strecker	Denis
Eau.	688 0	642.8	Eau.	903.0	905.0
Hémoglobine et stroma.	299.2	341 1	Fibrine concrète. . .	4.0	8.9
			Matières albuminoïdes.	78 8	77.0
Graisses	2.3		Graisses	1.7	
Matières extractives. .	2.6 } 16 1		Matières extractives. .	3.7 } 13.4	
Matières minérales . .	8.1		Sels	8.6	
	1000.0	1000 0		1000.0	1000.0

Moyenne de l'analyse du sang de 22 individus, par Becquerel et Rodier.

Eau. . . . . 781.6.
Globules secs. . . . . 135.0.
Matières albuminoïdes . . . . 70.0.
Fibrine . . . . 2.5.
Graisses. . . . . 1.7.
Matières extractives et sels solubles. 8.4.
Phosphates terreux. . . . . 0.35.
Fer . . . . 0.55.

Si on pousse plus loin les investigations, on trouve :

Dans les globules. — La globuline, l'hémoglobine et la lécithine qu'on retrouve dans les centres nerveux.

Dans le plasma, substances organiques. — La sérine, le fibrinogène, des corps gras et des savons formés par les acides stéarique, margarique, oléique, butyrique ; des acides hippurique, urique et lactique, de la cholestérine, de la lécithine, du glucose, de l'urée, de la créatinine, de la sarcine, de la xanthine, des nitrates, des substances colorantes et odorantes, des pigments biliaires.

Substances minérales du plasma. — Eau, sel marin, phosphates alcalins et alcalino-terreux, carbonates et sulfates alcalins, acide salicique, fluor (en petite quantité), cuivre (traces), gaz, acide carbonique, oxygène et azote.

La quantité de sang qui circule dans les vaisseaux avait été estimée par Harvez à 10 livres environ. Heidenhain, Welcker, Bischoff ont trouvé que chez l'homme adulte la quantité de sang était de 7.7 à 8.3 du poids du corps.

III

PARTIES CONSTITUANTES DU SANG.

Globules rouges. — Les globules du sang furent découverts par Malpighi, ils les désigna sous le nom de *globules ou vési-*

cules du sang. Ils sont arrondis, de couleur jaunâtre vus en petite quantité. On admet généralement qu'un millimètre cube de sang contient près de cinq millions de globules. Leur poids spécifique varie entre 1088 et 1089; d'après Schmidt et Welcker il serait de 1105. Le diamètre varie avec les différentes espèces d'animaux. D'après les expériences de MM. Prévost et Dumas, l'homme. le chien, le lapin, le cochon auraient des globules sanguins dont le diamètre serait de $\frac{1}{150}$ de millimètre, chez l'âne ils sont de $\frac{1}{167}$, chez le chat de $\frac{1}{171}$, chez le mouton, le cheval, le mulet et le bœuf de $\frac{1}{200}$. Nous avons cru devoir reporter ces chiffres, car ils peuvent avoir une certaine importance pour le chirurgien qui veut pratiquer la transfusion du sang. Le diamètre des capillaires se trouve toujours en rapport avec celui des globules hématiques auxquels ils doivent livrer passage; il est évident que, si on injecte du sang pris sur un sujet dont le diamètre des globules sera plus considérable que ceux du patient, la circulation sera entravée, les capillaires ne pourront plus donner un libre débouché au sang. Ce fluide arrivant avec une certaine force d'impulsion rompra les parois des *vasa capillaria*, il y aura un épanchement sanguin dans les tissus et la mort s'ensuivra bientôt.

Il est démontré aujourd'hui que le globule rouge est un disque circulaire biconcave, à bords arrondis et un peu saillants.

Lorsqu'on laisse évaporer une goutte de sang sous le champ du microscope, on voit que les globules diminuent de volume et changent de forme; tandis que si on les dessèche rapidement de discoïdes ils deviennent arrondis. Les globules se laissent facilement pénétrer par l'eau; ils se gonflent, deviennent sphériques, et si l'action se prolongent quelque temps ils éclatent et laissent échapper leur contenu. Les solutions gommeuses et sucrées produisent les mêmes changements que l'évaporation.

Bœtcher prétend avoir observé des noyaux dans les globules rouges en les traitant par le chloroforme. Ce fait est aujourd'hui mis en doute par les histologistes français.

La bile, les alcalis, les acides minéraux dissolvent les globules, en attaquant la substance protéique qui les forme ; l'alcool, les acides tannique et chromique, la créosote et certains sels métalliques agissent sur les globules en coagulant l'albumine.

Des globules sanguins abandonnés en suspension dans le sérum du sang défibriné se déforment, deviennent sphériques et finissent par se désagréger.

L'électricité agit en les déformant d'abord et en les décolorant ensuite.

Lorsqu'on porte des globules sanguins à une température de 52° centigrades ; ils prennent des formes très variées, se désagrègent et chacun des fragments présente alors un mouvement moléculaire très intense.

Rollett est parvenu, au moyen de la réfrigération, à isoler la matière colorante de la cellule ; celle-ci avait conservé sa forme primitive et se présentait sous l'aspect d'une masse gélatineuse qu'on a appelé *stroma*. Denis est aussi arrivé à séparer la matière colorante de la cellule, pour préparer le stroma, qu'il a désigné lui sous le nom de *globuline*. Il est arrivé à ce résultat en traitant le sang par une solution de chlorure de sodium.

Hoppe Seyler a employé un procédé plus compliqué pour préparer la globuline ; il a pris du sang défibriné par le battage, et l'a traité par une solution saturée de chlorure de sodium et neuf parties d'eau ; il lava le magma ainsi obtenu dans l'eau salée, il ajouta une petite quantité d'eau et de quatre à dix fois son volume d'éther ; il répéta cette dernière opération jusqu'à ce que tous les corps gras fussent dissous, il filtra et le résidu qu'il obtint n'est autre chose que la globuline de Denis. Ce dernier auteur, que nous aurons l'occasion de citer très souvent, prétend que le globule contient aussi de la fibrine. Ce fait est contesté par beaucoup d'histologistes. Enfin il existe encore dans le globule une substance désignée sous le nom de paraglobuline ; bientôt elle sera l'objet d'une étude particulière. Nous citerons aussi la lécithine, des graisses et la cholestérine qui appartient plutôt à la substance cérébrale qu'au globule rouge. L. Hermant, en 1865, prétendit avoir découvert ces corps dans la composition du globule rouge, cet honneur semblerait revenir à Hoppe-Seyler et à Gobley.

Les matières extractives du globule sont peu connues.

Les globules contiennent en moyenne 2,9 % d'eau ; plus tard nous parlerons des matières minérales.

Différences.— Le globule à l'état fœtal ainsi que celui des oiseaux contient un noyau, qui par ses caractères se rapproche assez de la fibrine.

Après avoir donné la composition d'un globule, nous allons étudier les principes essentiels qui le constituent.

Stroma, globuline de Denis.— Le stroma de Rollett, ou la globuline de Denis (qu'on ne doit pas confondre avec la globuline de Berzélius qui n'est que de l'hémoglobine impure), est insoluble dans l'eau pure ; traitée par une solution au $\frac{1}{10}$ de chlorure de sodium, elle devient visqueuse, forme une demi-solution : en ajoutant à ce mélange une certaine quantité d'eau pure, l'on fait reparaître la globuline à son état naturel. L'humidité lui fait perdre cette propriété de devenir visqueuse. Pour avoir la *globuline modifiée* de Denis, qui ressemble assez à la demi-solution, obtenue avec le chlorure de sodium, on fait agir l'alcool ou l'eau bouillante sur de la globuline pure. La matière visqueuse peut être précipitée en partie par les acides, les solutions alcalines ou de carbonates alcalins. Une quantité suffisante d'alcool à 22° centésimaux ou une quantité suffisante d'eau bouillante, versée sur le stroma visqueux, produit la coagulation, le coagulum disparaît tout entier par l'ébullition lorsqu'on a employé l'alcool tandis que dans le deuxième cas il en reste une partie en solution qui se conduit comme de la caséine. On appelle *stromatas* des granulations fines, accolées les unes aux autres et qui constituent le stroma. Schultze a reconnu que le chlorure de sodium contenu dans le sérum altérait les *stromatas*, de telle sorte que si on porte à une température de 60° du sang qui a été préalablement congelé les stromatas fondent sans se dissoudre ; en se refroidissant le sang devient gélatineux.

L'éther liquéfie les stromatas, l'alcool, le chloroforme, les alcalis, les acides dilués et les chlorates alcalins les dissolvent.

Hémoglobine, hémato-cristalline ou encore hémato-globuline.— Ce corps s'obtient en agitant plusieurs fois la liqueur éthérée dont se sert Hoppe-Seyler pour préparer la globuline et en filtrant ensuite. On peut encore l'obtenir en traitant par l'éther du sang défibriné et en agitant jusqu'à ce que la liqueur ait pris une teinte rouge foncé, transparente et sirupeuse. Par ces moyens on n'obtient il est vrai que de l'hémoglobine impure. Nous croyons pouvoir nous dispenser de parler, dans ce résumé, des autres procédés plus compliqués, dont l'un appartient à Lehmann.

Le sang de rat, d'écureuil, de cochon d'Inde et de chien est le plus riche en hémoglobine. D'après Hoppe-Seyler ce corps serait composé d'hydrogène, d'azote, de soufre, de fer et d'oxygène ; les proportions pour lesquelles ces éléments entrent dans sa composition sont variables. C'est ce qui explique pourquoi ses cristaux appartiennent à des systèmes différents. Les cristaux du sang humain sont des prismes à quatre pans ainsi que ceux du chat, mais les faces terminales sont quelquefois très obliques. Ceux de souris et de cochon d'Inde représentent des tétraèdres irréguliers. Le sang d'écureuil donne des cristaux appartenant au système hexagonal ; celui de cheval donne des cristaux à forme rhombique ou des prismes à quatre pans. Tous ces cristaux sont biréfringents et dichroïques.

L'hémoglobine, desséchée à 0°, se réduit en poudre rougeâtre ; prise à cet état là, elle peut être portée jusqu'à 100° sans qu'elle perde la propriété de cristalliser. Si au contraire on la dessèche à 10 ou 20°, elle s'altère et prend une teinte verdâtre.

Le sang des divers animaux donne de l'hémoglobine, dont le degré de solubilité dans l'eau varie selon les espèces. La plus soluble est celle extraite du sang de bœuf ou de porc, vient ensuite celle extraite du sang de chat, de chien, de cheval, d'homme et de cochon d'Inde. Cette dernière peut être considérée comme insoluble. Pour conserver les solutions aqueuses d'hémato-cristalline, il faut les placer dans une température de $0°$; à $15°$ seulement elles se décomposent, deviennent acides, la couleur passe au brun, à la lumière réfléchie et au vert à la lumière transmise. Les solutions alcalines peuvent être conservées quelque temps à la température de 15o. Pour obtenir un précipité par l'alcool il faut saturer la solution, qui du reste ne résiste jamais à l'action des acides.

Les solutions d'hémoglobine sont précipitées par l'hydrogène et l'acide carbonique sous forme de fibres, rappelant celles du tissu conjonctif; les autres substances susceptibles de précipiter les solutions d'hémoglobine sont: le ferro-cyanure de potassium, le nitrate de mercure, le chlore, l'acide acétique et les acides minéraux. Le sublimé corrosif, le nitrate d'argent, les sulfates de fer et de cuivre, les acétates de plomb, altèrent l'hémoglobine sans la précipiter et contribuent à la formation de l'hématine.

Une solution de sel marin dissout l'hémoglobine, alors elle est précipitable par un excès de solution ou par le carbonate de potasse.

Certains gaz, tels que l'oxygène, l'oxyde de carbone, le bioxyde d'azote, l'hydrogène sulfuré, les sulfures alcalins, ont une action très marquée sur l'hémoglobine; Hoppe-Seyler a montré que cette substance se décolorait dans l'eau oxygénée; il y a dégagement rapide d'oxygène et productions de flocons albuminoïdes qui précipitent au fond du vase.

En 1875, au mois de septembre, M. Husson a présenté une note à l'Académie des sciences, dans laquelle il nous apprend que l'hémoglobine en absorbant l'iode se dédouble en hématine et en globuline. Ce dédoublement est facile à suivre sous le champ du microscope. En faisant arriver une goutte d'acide acétique cristallisable, et en chauffant avec précaution on obtient des cristaux d'iodhydrate d'hématine, ressemblant à ceux de l'hémine ; mais plus foncés, plus violacés. Le bromure de potassium donne des cristaux rosés.

Jusqu'à présent nous n'avons étudié que l'oxyhémoglobine, combinaison d'oxygène et d'hémoglobine pure. Pour obtenir cette dernière il suffit de traiter l'oxyhémoglobine par le fer ou tout autre agent réducteur.

L'hémoglobine est faiblement unie à l'oxygène dans les proportions de 41,3 cent. cub. pour 100 gr. (temp. 0°, pression 1,000 mil. de mercure). Desséchée, elle s'empare rapidement de l'oxygène contenu dans l'eau oxygénée. La quantité de gaz absorbé dépend de l'état de pression et du volume d'eau. L'oxyde de carbone se substitue facilement à l'oxygène, volume pour volume et forme un composé qui aussi est très peu stable. On pense que tous les gaz inertes ont la propriété de déplacer l'oxygène. On n'est pas encore parvenu à démontrer la présence de l'ozone dans le sang ; c'est cependant sous cette dernière forme que l'oxygène se trouve combiné à l'hémoglobine ; sa présence est facilement décelée, par la teinture de gaïac, qui, d'après Schmidt donne une teinte bleuâtre. L'essence de térébenthine nouvellement distillée n'influence nullement cette teinture ; mais si on ajoute quelques corpuscules hématiques, la réaction se produit. Il semble que l'essence a servi de véhicule à l'hémoglobine pour absorber l'oxygène de l'air et le transformer en ozone. Kühne a démontré que l'hémoglobine réduisait l'hydrogène sulfuré à la manière de l'ozone, en formant de l'eau et en précipitant le soufre.

M. Claude Bernard a remarqué qu'en faisant arriver un courant d'oxyde de carbone sur de l'oxyhémoglobine, l'oxygène était déplacé, et la quantité de ce gaz dégagée était égale à celle qu'on obtient par le vide. Le nouveau composé est plus stable que l'oxyhémoglobine, cependant à la longue, l'oxygène de l'air chasse une partie de l'oxyde de carbone combiné pour reconstituer l'hémoglobine, ce phénomène peut être vérifié par la teinture de gaïac qui reproduit la teinte ozonifère. Hoppe-

Seyler a obtenu un composé avec l'oxyde de carbone qui diffère de celui de M. Claude Bernard par sa couleur rouge teintée de bleu, et qui est moins soluble dans l'eau, il appartient aussi au même système de cristallisation que l'oxyhémoglobine.

L'hémoglobine oxycarbonée est irréductible par l'hydrogène sulfuré, il faut le concours de l'oxygène, il se forme alors de l'acide sulfhydrique, de l'eau et un dépôt de soufre ; le bioxyde d'azote déplace lentement l'oxyde de carbone.

Quoique les poumons exhalent une faible quantité d'acide formique, ce corps n'a pas été constaté dans le sang.

Hermann a obtenu avec le bioxyde d'azote des cristaux isomorphes aux précédents, de couleur rouge clair, moins solubles, mais plus stables dans leur composition.

En résumé, l'oxygène, l'oxyde de carbone et le bioxyde d'azote, produisent, en se combinant à l'hémoglobine un composé isomorphe ; ces gaz se substituent l'un à l'autre, volume pour volume.

L'hydrogène sulfuré et les sulfures alcalins agissent sur l'oxyhémoglobine en absorbant son oxygène.

L'étude spectroscopique de ces deux composés offre un grand intérêt ; avec un résumé comme celui-ci, nous ne saurions mieux faire que de renvoyer aux travaux de Wawrock, de Preyer et de Hoppe-Seyler.

Dans quelles conditions se produisent les cristaux d'hémato-cristalline. M. Pasteur a remarqué que du sang mis en contact avec de *l'air pur* privé de toute espèce de germes vivants ne se putréfiait pas du tout et que les cristaux apparaissaient avec une remarquable rapidité. M. Mégnin, vétérinaire militaire, plusieurs fois lauréat de l'Académie des sciences, a fait des études très intéressantes sur le sang ; il a remarqué: 1° « que le sang normal, abandonné à lui-même, à l'air libre, donnait des cristaux d'hémato-cristalline et de phosphate ammoniaco magnésien, seulement quand la température est assez basse pour empêcher tout phénomène de putréfaction ; 2° que ces cristaux ne se rencontrent jamais quand la température est assez élevée pour per-

2

mettre à la fermentation putride de s'établir ; 3° que la présence
de ces cristaux indique simplement l'absence de putréfaction et
n'a aucune signification pathologique ; 4° qu'à aucune période
de la fermentation putride du sang on ne constate son acidité,
qu'il présente, au contraire et régulièrement une alcalinité pro-
gressive ; 5° que les cristaux de cholestérine ne se rencontrent
pas dans le sang normal abandonné à la fermentation putride
et qu'ils sont un produit pathologique commun à un grand
nombre d'états morbides. » —(*Bulletin de la Société centrale vétérinaire*, 1873).

En 1874, au mois d'août, nous avons voulu répéter nous-
mêmes les expériences de M. Mégnin ; nous avons abandonné
du sang à l'air libre et à la température de l'appartement, du
2 au 13 août, nous avons obtenu des cristaux prismatiques à
quatre plans, le sang était alors en état de putréfaction. Ces
cristaux étaient solubles dans l'acide acétique étendu, en partie
dans l'ammoniaque. nous avons supposé avoir affaire à de l'hémato-cristalline. Nous citons ce fait sous toutes réserves, notre
expérience en matière d'histologie et de micrographie a encore
besoin de se raffermir avant qu'il nous soit permis d'attacher
même une faible valeur à nos observations.

Hématine. — L'hématine a été considérée par certains histologistes comme un produit de dédoublement de l'hémoglobine.
La composition de ces deux corps est tellement complexe qu'il
est permis de trouver cette assertion un peu hardie.

C^{1000} H^{950} Fe^{2} S^{6} O^{354} Hémoglobine d'après Preyer.

C^{96} H^{102} Az^{12} Fe^{3} O^{18} Hématine d'après Hoppe-Seyler.

Ce corps ne se trouve qu'accidentellement dans l'organisme,
dans le sang extravasé hors des vaisseaux ou dans celui qui a
séjourné dans les organes digestifs. Hoppe-Seyler l'a rencontré
dans les féces d'animaux nourris depuis longtemps avec de la
viande. On peut se procurer l'hématine en ajoutant au sang
des acides ou des alcalis caustiques ; on peut aussi l'obtenir
sous forme de chlorhydrate d'hématine en traitant du sang

défibriné par une solution concentrée de chlorure de sodium pour séparer les globules ; les globules desséchés sont broyés et repris par l'acide acetique cristallisable, sous l'influence d'une douce chaleur, ils se dissolvent, on ajoute de 5 à 6 volumes d'eau et on attend quelques semaines pour pouvoir recueillir des cristaux . Pour les débarrasser de leur acide chlorhydrique on procède à une série de lavages successifs dans l'acide acétique et l'eau . Le nombre de fois qu'on doit répéter cette opération est en rapport avec le degré de pureté auquel on veut se procurer l'hématine.

On peut encore se servir d'une solution d'hémoglobine ou de la *méthémoglobine* qui n'est qu'une solution brunâtre d'hémoglobine restée exposée à l'air pendant un certain temps ; ces solutions sont traitées comme dans le cas précédent et lorsqu'on a obtenu des cristaux de chlorhydrate d'hématine, il reste à les dissoudre dans l'ammoniaque et à laisser évaporer, le résidu est porté à 130° et lavé à l'eau pour enlever le chlorure d'ammoniaque et repris ensuite par l'alcool où on le laisse digérer pendant quelques jours en vases clos maintenus à une température de 50°, il ne reste qu'à filtrer pour avoir l'hématine pure.

L'hématine est amorphe, de couleur noirâtre, sa poussière a un aspect légèrement rougeâtre ; elle résiste sans s'altérer à une température de 180° ; alors elle se carbonise, sa teneur en fer est de 4,7 °/₀ environ. Elle n'est soluble que dans l'eau et l'alcool alcalinisés ou acidifiés. Les solutions alcalines sont brunes et les solutions acides sont rouge grenat ou vert bouteille à la lumière transmise et rouge brun à la lumière réfléchie ; de plus elles sont dichroïques. Elle est susceptible de s'unir à l'ammoniaque, pour ne s'en séparer qu'à la température de 130° ; ses combinaisons à l'état de solution sont attaquables par la chaux et la baryte. Les hydrates alcalins, aidés de la chaleur, transforment l'hématine en une substance, qui, traitée par l'alcool acidulé ou les alcalis, donne une couleur vert olive ou rouge vue sous une plus grande épaisseur. D'après Mulder et

Hoppe-Seyler, l'hématine traitée par l'acide sulfurique produit un dégagement d'hydrogène et laisse du fer pour résidu. Hoppe-Seyler est arrivé par le même moyen à obtenir un corps rouge brun ou vert, selon qu'on le voit sous une plus ou moins grande épaisseur, privé complètement de fer et qui jouit des principales propriétés de l'hématine. Desséché, ce corps est amorphe, bleu noirâtre, presque métallique, insoluble dans l'eau et les acides faibles, soluble dans les alcalis étendus ; tout fait supposer que ce n'était la que de la bilirubine dont la formule est

$$6\ (C^{16}\ H^{18}\ Az^2\ O^3) + 3\ FeO.$$

Paquelin et Joly (Académie des sciences, 19 octobre 1874), ont obtenu le pigment hématique, indemme de fer, se dissolvant dans : l'éther, le chloroforme, la benzine, le sulfure de carbone.

Les solutions d'hématine sont décolorées et détruites par le chlore, le bioxyde de plomb et l'acide nitrique.

Hémine ou chlorhydrate d'hématine. — Nous avons vu par quels procédés on obtenait le chlorhydrate d'hématine ; la découverte de ce corps est due à Teichmann qui le nomma hémine ; c'est aux travaux de Rollett et de Hoppe-Seyler que nous devons d'être fixés aujourd'hui sur sa nature et sa composition. Il est très important pour le médecin légiste de savoir reconnaître les cristaux d'hémine, qui sont caractéristiques des tâches de sang ; pour provoquer l'apparition de ces cristaux il suffit de traiter du sang desséché par le sel marin et une goutte ou deux d'acide acétique cristallisable ; M. Husson dans un travail qu'il a soumis à l'Académie des sciences, au mois de septembre 1876, nous apprend que les acides phénique, oxalique, valérianique, tartrique, citrique, silicique, donnent naissance, sans le secours d'autres réactifs, aux cristaux d'hémine. Ce même observateur a remarqué qu'avec le cyanure de mercure on pouvait obtenir des masses irrégulières de cristaux agglomérés, de teinte foncée, qui pourraient être le résultat d'une combinaison de cyanure de mercure et d'hématine.

Les cristaux d'hémine se présentent sous forme d'aiguilles de couleur brun foncé, tantôt libres, tantôt groupées; exceptionnellement ces cristaux affectent la forme de rhomboïdes, ils sont bi-réfringents et pliochroïques.

L'hémine est un corps très stable, soluble dans l'acide sulfurique, la potasse étendue, l'ammoniaque, l'acide nitrique bouillant et l'acide chlorhydrique. Insoluble dans l'eau, l'éther, l'alcool et l'acide acétique étendu.

Hœmatoïdine. — Le sang extravasé dans les tissus d'un animal vivant laisse déposer des cristaux, signalés pour la première fois par Everard Home, Wirchow les a désignés sous le nom d'hématoïdine. Ils semblent être un produit de décomposition de l'hémoglobine ou de l'hématine. Armand Gauthier prétend que c'est un corps homologue ou isologue de la bilirubine. Il base son opinion sur les deux formules douteuses C^{29} H^{34} Az^4 O^3 ou C^{56} H^{34} Az^4 O^6 à l'une desquelles il prétend qu'il correspond. Elle cristallise en prismes très durs, de couleur rouge ayant des angles de 118° à 62°. M. Ch. Robin a fait une étude spéciale de l'hématoïdine, il l'a comparée à de l'hématosine dans laquelle le fer serait remplacé par de l'eau et il lui a assigné la formule suivante : C^{14} H^8 Azo^2 Ho. Ce corps est insoluble dans l'eau, l'éther, l'alcool, la glycérine, les essences et les acides acétique et sulfurique; très soluble dans l'ammoniaque, plus ou moins dans les acides azotique et chlorhydrique.

Substances minérales. — Les tableaux suivants donnent la teneur des globules rouges du sang en substances minérales :

ANALYSE DE STRECKER		
pour 1,000 gr. de sang.		
Chlore	1 gr.	6 8 6
Acide sulfurique	0	0 6 6
Acide phosphorique	1	1 3 4
Potassium	3	8 2 8
Sodium.	1	0 5 2
Phosphates alcalins	0	1 1 4
Id. magnésiens. . . .	0	0 7 3
Oxygène (des sels).	0	6 6 7
	8 gr.	6 2 0

ANALYSE DE SCHMIDT (sang de l'homme)		
pour 1,000 gr. de sang.		
Chlorure de potassium	3 gr.	6 7 9
Sulfate id.	0	1 3 2
Phosp. basique de potassium. .	2	3 4 3
Id. id. de sodium . .	0	6 3 3
Id. id. tribasique de calcium	0	0 9 4
Id. id. de magnésium	0	0 6 0
Soude.	0	1 3 4
Potasse		
	7 gr.	0 7 5

Ces deux auteurs, prétendant que le fer fait partie constituante de l'hémoglobine, n ont pas cru devoir le signaler dans leurs analyses ; Pelouze a trouvé 0,484 de fer dans 1,000 gr. de sang. Le cuivre qui a quelquefois été signalé dans le sang fait partie des substances minérales ; mais sa présence n'est pas constante, on le trouve, dans le sang d'individus qui habitent des pays où ce corps est absorbé par des plantes dans le sol et spécialement par le froment. Malaguti, Durocher, Sarzeaud ont signalé la présence de l'argent, Millon, celle du plomb.

IV

GLOBULES BLANCS ET GRANULATIONS HÉMATIQUES.

Les globules blancs, nommés leucocytes par Robin, sont des cellules à noyaux irrégulièrement disséminés dans le torrent circulatoire, leur constitution est en tout identique à celle des corpuscules du pus et de la lymphe. Ils sont formés par une membrane élastique, transparente, susceptible de se déchirer en laissant échapper son contenu. Leur dimension n'est pas uniforme comme celle des globules rouges, les uns sont plus volumineux, les autres plus petits que ces derniers. Ils sont de forme sphérique, Robin estime que leur diamètre moyen est de $\frac{8 \text{ à } 9}{1000}$ de millimètres, et pour Kollker ce diamètre serait de $\frac{10}{1000}$ chez les solipèdes et les grands ruminants il peut aller jusqu'à $\frac{12}{1000}$

Les globules blancs sont visqueux, incolores et s'attachent aux parois des vaisseaux. Lorsqu'on étudie la circulation capillaire au microscope, on voit des corpuscules immobiles adhérer aux parois de ces vaisseaux ; lorsque la pression de la colonne sanguine augmente ils se mettent lentement en mouvement. Dans presque tous les capillaires on trouve les globules blancs occupant l'espace compris entre la paroi du vaisseau et la couche rapide des globules rouges ; ce phénomène avait conduit

Weder à dire que tout capillaire était renfermé dans un lymphatique. Au point de vue pathologique on doit attacher une grande importance à la propriété qu'ont les globules blancs d'adhérer aux parois des capillaires ; car on peut prendre pour une affection pyohémique une affection qui comporte une augmentation des leucocytes dans le sang.

Lorsqu'on laisse du sang en repos et que la fibrine ne se coagule pas rapidement, les globules rouges tombent au fond du vase, les globules blancs se placent au dessus et forment comme une nappe de pus ; la couenne se forme quand la coagulation se produit ; c'est à la partie inférieure de cette couenne que se trouvent emprisonnés les globules blancs ; c'est Piorry qui, le premier, a fait cette remarque ; il en tira une fausse conclusion en disant que la cause première était une inflammation du sang. Riber, Velpeau et Maréchal, partisans de la doctrine de la résorption purulente, considéraient les globules blancs comme du pus extravasé ; mais depuis les travaux de Hervson, on sait que ce ne sont que des leucocytes ; cette dernière opinion a été soutenue avec beaucoup de talent par Addisson et Paget. Les globules blancs présentent des phénomènes vitaux très curieux ; à l'instar des plantes et des organismes inférieurs, ils poussent des prolongements ; Wharton Jones avait depuis longtemps signalé ce fait. Hackel avait remarqué que les leucocytes des invertébrés avaient la propriété de se laisser traverser par des poussières colorées. Recklinghausen s'est assuré que ceux des animaux vertébrés possédaient la même propriéte. Waller et Cohnheim nous apprennent qu'ils s'échappent des vaisseaux pour émigrer vers les surfaces ou la profondeur des tissus.

Examinés au microscope, les globules blancs laissent apercevoir un ou deux noyaux à leur intérieur. On ne doit pas prendre pour du sang pathologique celui qui est riche en globules multinucléolaires ; ces derniers sont simplement arrivés à un degré plus parfait d'organisation. Du reste il est difficile de trouver un individu dont le sang ne contient que des globules à un ou à deux noyaux.

L'eau et l'acide acétique étendu provoquent d'abord le gonflement du globule, si leur action se prolonge, il se rompt en laissant extravaser le ou les noyaux qui souvent sont en état de division. L'enveloppe des globules blancs traitée par les alcalis, les carbonates alcalins et les solutions de borax, prend un aspect mucilagineux, la substance nucléaire, insoluble dans l'acide acétique se gonfle dans les alcalis et leurs carbonates, ainsi que dans le borax.

Chez l'homme on compte 1 globule blanc pour 300 globules rouges, cette proportion peut considérablement augmenter sans troubler l'état de santé. Le nombre de globules blancs, considérable pendant la vie fœtale, diminue presque immédiatement après la naissance, il y en a moins sur un sujet à jeun que chez celui qui se trouve sous le coup du travail de la digestion ; les émissions sanguines, les purgatifs provoquent leur augmentation. Il est certains états pathologiques dans lesquels on trouve 1 globule blanc pour 50, 20 et même 3 globules rouges.

Le sang des veines sushépatiques est le plus riche en globules blancs d'après M. Robin, le plus pauvre est celui de la splénique et de la mésentérique. L'oreillette gauche en contient plus que l'oreillette droite. Sur le cadavre, les globules blancs se rassemblent toujours en petites masses à la surface ou au milieu du caillot, de sorte que certaines parties du sang en contiennent en grand nombre, tandis que d'autres en sont entièrement dépourvues.

L'idée émise par Wharton Jones, que les noyaux des globules blancs sont destinés à se transformer en globules rouges est aujourd'hui celle de Virchow et de la majorité des physiologistes allemands, c'est aussi celle que soutient M. Colin d'Alfort, physiologiste dont les vétérinaires s'enorgueillissent avec raison.

Les petites lamelles de $0^{mm}002$ à $0^{mm}032$, signalées par Nasse dans le sang des animaux supérieurs, et qu'il prenait pour des coagulums fibrineux, ne sont pour Bruch que de petites cellules tombées dans le torrent circulatoire.

Lorsque le sang est coagulé le caillot baigne dans un liquide opalescent appelé sérum ; ce liquide, privé de fibrine, ne doit pas être confondu avec celui qui tient en suspension les globules rouges et les globules blancs, qu'on a désigné sous le nom de plasma et dont nous allons nous occuper.

V

ÉLÉMENTS PLASMATIQUES DU SANG.

Plasma.— Muller et Denis nous ont indiqué le moyen de préparer le plasma sanguin ; mais comme ils introduisent des substances étrangères dans le sang, il est préférable d'employer la méthode allemande qui consiste à refroidir le sang au-dessous de 0°. Le liquide transparent de couleur ambrée qui occupe la partie supérieure n'est autre chose que le plasma. Ce procédé aussi simple n'est applicable qu'au sang de cheval. Salet et Daremberg l'ont extrait du sang humain en plaçant le mélange réfrigérant contenant l'éprouvette sur un appareil animé d'un mouvement très rapide de rotation, les globules se séparent du plasma par l'effet de la force centrifuge, il ne reste plus qu'à décanter.

Le plasma est un liquide visqueux, se filtrant très facilement, verdâtre chez l'homme, jaune chez le cheval, lactescent lorsque l'individu a été nourri avec des aliments riches en principes gras. La densité varie de 1,027 à 1,028. Le plasma de cheval et des animaux à sang froid se coagule difficilement ; à 0° il se prend en une masse gélatineuse, claire d'abord et opaque en-suite, en se contractant, il laisse échapper un sérum parfaite-ment clair, possédant des propriétés alcalines plus marquées que celles du plasma tout entier. La quantité moyenne de plasma contenue dans le sang est de 65 0/0.

En traitant de l'analyse du sang, nous avons énuméré une partie des substances qui entrent dans la composition du plasma, il nous reste à citer : une matière qui, en se coagulant, produit la fibrine insoluble du caillot ; les matières albuminoïdes, la sérine, les sels minéraux et les gaz dissous ou combinés.

Nous avons dit que le plasma en se coagulant donnait naissance à de la fibrine en laissant échapper du sérum. Denis, Brücke et Schmidt ont cherché à expliquer la formation de la fibrine.

Théorie de Denis. — En faisant peu à peu dissoudre au plasma de petites quantités de sel marin, il devient trouble et prend l'aspect d'une crème ; si on filtre ce dépôt après l'avoir bien lavé dans une solution de sel marin, il reste une masse molle, amorphe à laquelle Denis a donné le nom de *plasmine*. Si on la dissout dans dix fois son volume d'eau, après un temps moyen de un quart d'heure, on obtient un caillot adhérant aux parois du vase. En exprimant ce caillot dans un linge, il s'en échappe un liquide tenant en solution une substance albuminoïde, et il reste sur le linge une matière concrète ressemblant à la fibrine modifiée par l'eau bouillante.

La solution albuminoïde est identique pour Denis à la solution de fibrine obtenue par le battage dissoute dans une solution au 10e de sel marin, et il lui a donné le nom de *fibrine soluble*. Denis a conclu que le plasma contenait une substance (la plasmine) pouvant être entraînée par un excès de sel marin et qui, dissoute dans l'eau, jouissait de la propriété de se coaguler; une fois coagulée, elle se dédouble en deux substances, la *fibrine concrète ou ordinaire* et la *fibrine soluble*. C'est cette dernière qui reste en solution dans le sérum lors de la coagulation spontanée et qu'on peut précipiter par le sulfate de magnésie.

Théorie de Brücke. — Brücke admet que la fibrine est le produit de la combinaison de substances albuminoïdes contenues dans le sang. Il se base sur ce qu'une partie de l'albumine du sérum se coagule à la température extérieure, tandis que la plus grande portion ne se coagule qu'à une température plus élevée. Pour lui, les phosphates alcalins ainsi que la chaux et la magnésie qui précipitent après la coagulation n'existent pas tout formés dans le sang ; ces substances ne seraient dues qu'au dédoublement de sels solubles qui donnerait naissance à une matière coagulable et à des sels insolubles. Le plasma sanguin du cheval qu'on obtient par la réfrigération serait aussi une substance albuminoïde ; c'est cette substance qui, pour l'auteur de la théorie que nous examinons, se déposerait sous forme de fibrine.

Pour Brücke, sa théorie se trouve confirmée par les expériences de Liberkum, qui consistent à traiter un albuminate de potasse par l'acide phosphorique et l'acide acétique ; le produit ainsi obtenu serait analogue à la fibrine coagulée.

Théorie de Schmidt. — Schmidt considère la fibrine comme la combinaison de deux substances qui existent dans le plasma : la *paraglobuline* et la matière fibrinogène. Lorsqu'on enlève la matière *fibrino-plastique* ou paraglobuline au plasma, celui-ci ne se coagule plus. Il retrouve cette propriété lorsqu'on redissout la matière enlevée. La contre-expérience produit le même résultat ; du sang ou du sérum débarrassé de son fibrinogène ne se coagule plus lorsqu'on ajoute de la paraglobuline ; mais si on fait intervenir de nouveau le fibrinogène, la coagulation se produit. Schmidt, pour mieux étayer sa théorie, a répété une expérience de Hoppe-Seyler, qui consiste à mettre en suspension dans l'eau aérée l'un des facteurs de la fibrine, et à précipiter l'autre par une solution de sel marin ; en faisant le mélange, il a obtenu un caillot en tout semblable à la fibrine du sang. En 1852, Schmidt faisait intervenir un troisième facteur imaginaire, un ferment ; mais ce·n'était là qu'une pure hypothèse.

Qu'est-ce que la plasmine dont parle Denis? C'est une substance coagulable par l'alcool et la chaleur, qui précipite sous l'influence des alcalis et des acides, formant une pâte molle à l'état humide. On peut la dessécher dans le vide à 40° ; mais, pour ne pas l'altérer, il faut avoir le soin de ne pas lui enlever toute la quantité de sel marin qu'elle a absorbé pendant sa préparation. Si on l'humecte vingt-quatre heures après sa dessiccation, on voit qu'elle a conservé toutes ses propriétés. Laissée un certain temps en solution dans l'eau salée, elle se dédouble en *fibrine concrète modifiée* et en *fibrine pure dissoute*.

Paraglobuline. — La paraglobuline existe dans les globules rouges. C'est une matière formée par des granulations non adhérentes entre elles, insoluble dans l'eau désaérée et l'alcool, soluble dans l'eau oxigénée, les alcalis, leurs carbonates et dans les acides très étendus. Elle se précipite par l'acide carbonique, par un excès de sel marin, par la neutralisation de la solution ou par un petit excès d'acide acétique. Chauffée à 60°, elle devient insoluble dans les acides et l'eau oxygénée. Mise en présence avec des sels métalliques ou des acides concentrés, elle se comporte comme l'albumine. Elle se différencie de l'albumine par la propriété, très importante à connaître, qu'elle a de pouvoir traverser les membranes animales par exosmose. La paraglobuline décompose l'eau oxygénée en dégageant de l'oxygène.

Fibrinogène. — Le fibrinogène se dépose en grumeaux contre les parois des vases, lorsqu'on fait passer un courant d'acide carbonique à travers du plasma privé de paraglobuline et étendu d'une solution de sel marin. Cette substance, d'après Virchow, constitue le plasma de la lymphe, se trouve très répandue dans l'organisme ; on la trouve dans presque tous les liquides pathologiques ; c'est un corps protéique insoluble dans l'eau désaérée, soluble dans l'eau oxygénée, légèrement alcalinisée, acidulée ou salée, coagulable par la chaleur et précipitable par l'alcool. Son précipité par le sulfate de cuivre ne devient insoluble que dans un excès de réactif ; à 72°, il perd la propriété de décomposer l'eau oxygénée. La coagulation d'un mélange de paraglobuline et de fibrinogène peut être retardée par une basse température ; mais elle est complètement empêchée par une minime quantité d'acide, d'alcali ou par une température de 50°.

Fibrine. — Lorsqu'on traite par le battage du sang à sa sortie des vaisseaux, il se dépose sur les baguettes des filaments rougeâtres ressemblant à des fibres musculaires et qui sont de la fibrine ; ce procédé, d'après Abeille, permet d'obtenir une plus grande quantité de fibrine que par la coagulation spontanée ; tandis que Marchal et Carvi prétendent qu'on en obtient un cinquième au moins. On peut, par une série de lavages successifs, débarrasser la fibrine de sa couleur rougeâtre qu'elle présente toujours en venant d'être séparée du sang et qui est due à un certain nombre de globules rouges qu'elle tient emprisonnés dans son lacis fibrilleux. A l'état de pureté, elle est opalescente, élastique, formée de filaments microscopiques enlacés les uns dans les autres.

La fibrine humide contient 80 0/0 de son poids ; desséchée, elle devient dure et cassante, redevient élastique en la plongeant dans l'eau. Elle est insoluble dans l'eau et l'alcool ; placée dans la marmite de Papin et portée à 200°, elle se dissout et perd la propriété de se dissoudre de nouveau. Ce nouveau produit, comme la caséine, précipite par les acides. La fibrine et l'albumine ont une composition à peu près identique ; ce sont MM. Dumas et Cahours qui ont donné la différence de composition de ces deux corps ; elle si peu sensible que pour l'obtenir il faut opérer sur une très grande quantité de fibrine. D'après ces auteurs, la fibrine de l'homme contiendrait :

Carboné 52.78
Hydrogène 6.96
Azote 16.78
Oxygène............. 23.48

Lehmann y a signalé de la cholestérine, Virchow de l'acide phosphoglycérique, ce qui a conduit à supposer qu'elle contenait aussi un peu de lécithine. La fibrine se différencie de l'albumine par la propriété de décomposer l'eau oxigénée sans s'altérer ; l'acide chlorhydrique, combiné à l'action d'une faible chaleur, dissout la fibrine en donnant une liqueur violette (propriété commune à toutes les substances albuminoïdes).

La fibrine desséchée se gonfle dans l'eau légèrement acidulée par l'acide chlorhydrique ; elle se dissout si on ajoute quelques gouttes de suc gastrique à la température de 30°; pour que la dissolution se fasse bien, il faut que la quantité d'acide dépasse le 100ᵉ de la quantité d'eau. On obtient le même résultat au bout de 30 ou 40 heures avec de l'acide acétique dilué. Les substances alcalines qui empêchent la coagulation du sang agissent en dissolvant la fibrine (azotate de potasse, sulfate de soude); les alcalis caustiques, l'ammoniaque, très dilués, dissolvent aussi ce corps en formant de la *syntonine*, comme dans le cas où on fait agir l'eau acidulée par l'acide chlorhydrique ; ces deux solutions sont incoagulables par la chaleur. Le chlorure de mercure, l'acétate de plomb et le sulfate de cuivre précipitent les solutions alcalines de fibrine; les acides, l'alcool et le sulfate de magnésie, les solutions neutres. Le cyanure de potassium dissout d'abord la solution acétique ; bientôt il se forme un précipité blanc qui devient permanent. La solution de fibrine dans l'eau oxygénée donne une teinte violette par la teinture de gaïac (Schœnlein). La *fibrine concrète* se caractérise par la propriété qu'elle a de ne pas absorber l'oxygène et de n'être plus soluble que dans les alcalis dilués. On l'obtient en faisant subir à la fibrine ordinaire une coction à 100°, ou en la laissant longtemps au contact de l'air et de l'alcool.

La quantité de fibrine contenue dans le plasma sanguin est assez variable : elle est de 2 millièmes chez le chien, de 2 ¹/₂ à 3 chez l'homme, de 4 chez le cheval. Hunter, Tackrack, Andral, Gavarret et Delafond ont démontré que ces proportions augmentaient au fur et à mesure que le nombre de globules diminuait.

La fibrine soluble de Denis existe dans le sérum après la coagulation spontanée du sang ; on la précipite par le sulfate de magnésie.

Le sang artériel, surtout lorsqu'il a été pris dans les grosses divisions aortiques, est plus riche en fibrine que le sang veineux. Denis a fait une étude comparative de la fibrine de ces deux sangs : la fibrine du sang artériel, qu'il a appelée fibrine concrète, se rapproche un peu de la fibrine portée à 100° ; elle est insoluble dans les solutions au 10ᵉ de sels alcalins. Celle du sang veineux, coagulée au repos, est insoluble dans les solutions de sel marin au 10ᵉ où elle se transforme en une substance visqueuse. La couenne contient toujours de la fibrine concrète ; tandis que celle du caillot se trouve plus ou moins mélangée à de la globuline.

VI

DU SÉRUM EN GÉNÉRAL ET DES SUBSTANCES
QUI LE COMPOSENT.

Le sérum est un liquide visqueux, transparent, de couleur ambrée chez le cheval, rougeâtre chez le bœuf, jaune ou verdâtre chez l'homme. Les substances qu'il tient en dissolution existent déjà soit dans le plasma ou dans les globules pendant la vie du sang. Sa densité moyenne est de 1,026 à 1,029. On y trouve en suspension des globules sanguins ; quelquefois des globules graisseux qui lui donnent un aspect lactescent ; il est fortement alcalin. Sa teneur en eau, chez l'homme, serait, d'après Schmidt, de 90,88 à 91,72 1/2, chez le cheval de 90 à 92, et chez le bœuf de 91 à 93. Ces proportions varient avec l'âge dans le sang veineux et dans le sang artériel. Le sérum tient en dissolution la paraglobuline de Schmidt, la fibrine soluble de Denis, et une substance albuminoïde se rapprochant de l'albumine de l'œuf par ses caractères, appelée sérine.

Sérine. — Les matières albuminoïdes qui sont dissoutes dans le sérum s'y trouvent dans les proportions de 60 à 70 $^{00}/_{00}$; 21 à 22 sont de la plasmine ; le reste seulement constitue la sérine.

Une fois le sérum dilué dans deux fois son volume d'eau, on ajoute de l'acide acétique très étendu jusqu'à ce qu'il ne se forme plus de précipité, on filtre et on alcalinise très légèrement la liqueur ; les sels sont séparés par dialyse, l'évaporation du liquide qui se trouve sur le dialyseur donne pour résidu de la sérine à peu près pure.

A l'état sec, la sérine est jaunâtre et cassante ; portée à 100_0, elle ne perd pas la propriété de se dissoudre. A 73°, la sérine en solution se coagule, et la liqueur a des propriétés alcalines plus prononcées. Le sérum fortement étendu d'eau ne laisse plus précipiter la sérine ; traité par l'alcool, il donne un précipité de sérine qui devient insoluble lorsque l'action de l'alcool s'est prolongée un certain temps. L'acide chlorhydrique étendu, le alcalis caustiques transforment la sérine en syntonine ; on précipite cette dernière en neutralisant complètement la liqueur.

L'éther ne coagule pas l'albumine, tandis qu'il coagule la sérine sous forme de flocons, de plus la sérine est beaucoup plus endosmotique. Ce sont là les caractères qui servent à différencier ces deux corps qui ont tant de propriétés communes.

Le sérum du sang de la rate contient une substance caséique que Lieberkun et Künc ont pris pour de l'albuminate de soude ; cette substance, soluble dans l'eau et l'alcool bouillant, peut être précipitée sous forme de poudre par l'acide acétique dans les liqueurs neutralisées ; l'éther la précipite en flocons solubles dans l'alcool ; avec les acides dilués, elle donne un précipité soluble dans un accès de réactif. Le premier des deux auteurs précités a trouvé dans le sérum de la rate 5,52 0/0 de potasse et 1,87 de soufre.

Milton a trouvé dans le sérum débarrassé de ses substances albuminoïdes un corps mal défini, qui se colore en jaune par l'acide azotique, et en rouge par l'azotate acide de mercure. Il a supposé que c'était de la lacto-protéine.

Matières diverses du sérum. — Le sucre qui a été signalé par M. Cl. Bernard dans le sang hépatique est un produit constant du sang, comme l'ont démontré Schmidt, Figuier et Colin d'Alfort. Sa quantité varie selon les espèces et le genre de nourriture. D'après Colin, il est plus abondant vers la fin de la digestion intestinale, et augmente considérablement sous l'influence d'une nourriture féculente. Ce physiologiste a trouvé que la matière glycogène existait chez le cheval dans les proportions de 0^{gr}100 à 0,250 0/0, de 0,133 chez un chien privé d'aliments depuis quinze jours, et de 0,139 chez un chat privé de nourriture depuis trente jours.

La créatine et la créatinine, produits de l'usure musculaire, ont été signalées par Marcet et Verdiel. L'urée existe en permanence dans le sang ; sa quantité a été évaluée à 0,016 00/00. Virchow et Scherer ont signalé la leucine et l'hypoxanthine.

Les matières grasses existent dans le sang dans des proportions différentes, suivant le moment auquel on examine l'animal. Pendant la digestion, elle pouvait être abondante au point de donner au sérum un aspect lactescent ; on a donné comme chiffres moyens 0,2 0/0 à jeun, et 0,4 à 0,6 pendant la digestion. Hane en a trouvé 1,3 0/0 pour le cheval, 2 dans le bœuf. Dans certaines affections ces proportions peuvent quelquefois doubler. La graisse est destinée à être brûlée ou à être déposée dans le tissu adipeux ; une partie se combine avec les acides. Elle se résorbe très rapidement sur les sujets soumis à une certaine abstinence.

L'oléine, la stéarine, la margarine existent dans le sang à l'état de liberté ou mélangées à la soude. Pour Gobley, la séraline de M. Boudet ne serait qu'un mélange de ces matières grasses avec la cérébrine.

La cérébrine, découverte par M. Chevreuil, que M. Frémy considère comme une substance complexe, cristallise en lamelles brillantes, insolubles dans l'alcool froid.

Un grand nombre de chimistes, ainsi que MM. Boudet et Denis, y ont constaté la présence de la cholestérine. Ce corps, soluble dans l'alcool bouillant, cristallise en lames rectangulaires et entre en fusion à 130°.

Les acides butyrique, caproïque, margarique et oléique ont été signalés dans le sang normal.

Le sang contient encore une substance indéterminée qui, pour F. Simon, serait un dérivé de l'hématosine, et pour certains chimistes, une matière identique à la bile ; elle précipite en vert lorsqu'on verse de l'acide azotique dans le sérum ; à l'état normal, sa présence n'est pas toujours constante. Elle est soluble dans l'eau, l'alcool et l'éther. M. Salles avait donné sa réaction comme caractéristique d'une affection que les vétérinaires désignent sous le nom général d'affection typhoïde. Nous avons eu bien souvent du sang de cheval à notre disposition, et nous avons remarqué que dans différents états pathologiques ce sang était très sensible au réactif que nous avons indiqué.

Sous nos climats, le sang ne contient pas de pigments biliaires ; mais Goblet et Hoppe-Seyler ont signalé la lécithine.

Matières minérales et salines. — Les sels entrent dans la constitution du sang dans la proportion de 6 à 8 millièmes. Les principaux sels minéraux sont : le chlorure de sodium, le chlorure de potassium, les sulfates de soude et de potasse, les phosphates alcalins, les carbonates de soude, de chaux et de magnésie.

Les sels organiques sont : les lactate, oléate, margarate, urate, hippurate de soude. Tous ces sels jouent un rôle important au point de vue de la nutrition et des sécrétions. D'après Becquerel et Rodier, on trouverait : chlorure de sodium 3,5, sels solubles 2,8, sels insolubles 0,3. Mais ces proportions vavient avec l'alimentation, l'âge, les conditions physiologiques ou pathologiques. Ainsi le chiffre des carbonates s'élève sous l'influence d'une alimentation végétale, tandis que les phosphates dominent chez les carnassiers ; chez les omnivores, ces deux catégories de sels existent à peu près en quantités égales. Le sang artériel est plus riche que le sang veineux en matières salines ; celui de la *veine porte* fait exception. Enfin il a encore été signalé dans le sérum : de l'acide silicique, des traces de fluorures, du cuivre. Milon et Burin-Dubuisson y ont trouvé quelques traces de plomb et de magnésie. Le fer n'a jamais été trouvé dans le *sérum*.

VII.

ÉLÉMENTS GAZEUX.

Il nous reste encore à parler des éléments gazeux du sang. Meyer, et principalement Fernet, prouva que l'oxygène avait une affinité toute spéciale pour les globules sanguins ; mais c'est H. Davy qui le premier parvint à extraire de l'acide carbonique du sang veineux et l'oxygène du sang artériel. L'existence des trois gaz qui se trouvent constamment dans le sang ne fut définitivement prouvée qu'en 1837 par Magnus. Ce physiologiste avait remarqué qu'en faisant arriver du sang dans le vide barométrique, il se dégageait un mélange d'oxygène, d'azote et d'acide carbonique. Ce moyen ne permettait pas d'obtenir la quantité totale d'oxygène ; une partie de ce gaz se trouve faiblement combinée aux globules rouges pour former l'hémoglobine, cette combinaison, très peu stable, ne réussit pas à une température de 100°, comme l'ont prouvé les expériences de Fernet et de Hoppe-Seyler.

Meyer, Ludwig et plusieurs autres avaient émis l'idée que l'acide carbonique se trouvait dans le sang : 1° en dissolution dans les globules et le sérum; 2° à l'état de combinaison avec les matériaux salins du sang, et que cette combinaison pouvait être détruite par l'action du vide et des acides. Plus tard, Ludwig et après lui Pflüger et Gréhant démontrèrent que la quantité des gaz et principalement d'acide carbonique, susceptibles d'être déplacés par les acides, allait en diminuant au fur et à mesure qu'on faisait le vide plus parfait, si on avait le soin d'enlever les gaz dégagés par des matières desséchantes. Schœffer s'appliqua à prouver que les globules rouges agissaient à la manière des acides et aidaient au dégagement de l'acide carbonique.

On n'arrive jamais par les moyens connus à extraire la quantité complète de gaz contenue dans le sang : 1° « Ils sont toujours trop pauvres en oxygène de la quantité qui reste unie à l'hémoglobine sous forme d'oxyhémoglobine non décomposée et d'une portion d'oxygène qui sans cesse tend à disparaître en se combinant avec les matières organiques du sang. » 2° « Ils sont trop riches en acide carbonique dè toute la quantité que les globules sont aptes à dégager du sérum en agissant à la façon d'un véritable acide, ainsi que de cette quantité d'acide carbonique qui se forme aux dépens de l'oxygène libre qui continue à oxyder les matériaux du sang pendant le temps que dure l'expérience. »

Estov et Saint-Pierre, Mathieu et Urbain ont remarqué que la quantité d'oxygène allait toujours en décroissant au fur et à mesure qu'on enlevait du sang.

La fibrine, d'après Harlay, jouit aussi de la propriété de fixer l'oxygène.

Schœnlein et M. His avaient remarqué que l'oxygène se trouvait dans le sang à l'état d'ozone ; Schmidt a prouvé dans ces derniers temps que, en effet, une goutte de sang mise en contact avec du papier trempé dans la teinture de gaïac faisait naître la couleur bleuâtre caractéristique de l'ozone. Ces expériences ont été confirmées par Théry et Van Deen.

On n'est pas encore parfaitement fixé sur l'état dans lequel l'azote existe dans le sang; est-il dissout ou combiné? On a aussi des doutes sur sa provenance réelle.

VIII.

CAUSES QUI PEUVENT MODIFIER LA CONSTITUTION DU SANG.

La constitution du sang n'est pas la même à toutes les heures de la journée; elle varie aussi avec le mode d'alimentation. Ainsi, à jeun, on compte 1 globule blanc pour 1000 globules rouges; vers midi, 1 pour 1500; après avoir mangé, 1 pour 500. Après la digestion, les globules blancs diminuent pour augmenter ensuite Les graisses ingérées en quantité peuvent rendre le sérum lactescent pendant 24 heures. L'eau, les sels, la fibrine, la sérine, les graisses et le sucre augmentent ou diminuent selon que le sujet est soumis à un régime végétal ou animal. Une alimentation riche en viande fait monter la proportion des phosphates, tandis qu'une alimentation végétale fait prédominer les sels calcaires et magnésiens Les principes solubles, les globules rouges et blancs diminuent avec une alimentation insuffisante. Le sel marin pris en excès s'accumule dans le sang. Plouviez et Poggiale l'ont vu augmenter de la moitié. S'il est pris en quantité insuffisante, l'hémoglobine s'extravase dans le sérum, la fibrine diminue et devient moins apte à absorber l'oxygène.

M. Ch. Robin avait avancé qu'une diarrhée, l'administration d'un purgatif, suffisaient pour augmenter notablement la proportion des globules blancs. Les expériences de M. Brouardel ont prouvé le contraire; ce dernier médecin prétend que tantôt

il y a augmentation, tantôt diminution dans la proportion des globules blancs par rapport aux globules rouges. Il prétend, en
outre, que les purgatifs auraient pour effet de concentrer le sang,
de le dépouiller de son sérum. Dans tous les cas, même après
une première sel'e, il y a toujours augmentation considérable de
globules rouges pour un même volume de sang.

Les composés antimoniaux, administrés à des doses capables
simplement de produire la diarrhée, augmentent la production
de cholestérine, diminuent la quantité d'oxygene et d'acide carbonique sans altérer la forme des globules.

L'arsenic administré à petites doses favorise l'engraissement,
à hautes doses, il produit un amaigrissement, altère le globule
dans sa constitution, en même temps qu'il augmente la quantité
de cholestérine et des graisses du sang.

Le phosphore, même à très petites doses, produit dans l'intérieur des globules, des cristaux d'hémoglobine visibles au microscope, augmente la production de fibrine et de cholestérine et
diminue celle de l'albumine.

Les sels biliaires, injectés à doses non toxiques, modifient le
sang; il s'écoule plus difficilement à travers les tubes capillaires
que le sang normal; à doses toxiques, ils donnent naissance
dans les globules à des cristaux d'hémoglobine. Feltz et Ritter
ont remarqué que la bile altérait les différents éléments consti-
tutifs du sang, et principalement du sang, qui se charge de granulations graisseuses.

Un vétérinaire, Gohier (1811), observa que lorsqu'on admi-
nistrait du tannin aux animaux pendant quelque temps, le sang
devenait plus épais, plus rouge et se coagulait plus rapidement.
On pouvait conserver ce sang pendant plusieurs jours sans voir
apparaître un commencement de décomposition putride. Nous
croyons pouvoir affirmer que M. Bouley, de l'Institut, a fait la
même remarque lorsqu'il était professeur de clinique à Alfort.

D'après MM. Feltz et Ritter, le chloral déformerait les glo-
qules du sang et leur ferait perdre leur élasticité; il donnerait

au sérum une teinte rouge allant toujours croissant en intensité
et provoquerait l'apparition rapide de l'hémoglobine.

IX.

DES DIFFÉRENTS SANGS DE L'ORGANISME.

Jusqu'à présent nous avons considéré le sang comme un fluide
parfaitement homogène. Sa composition et ses propriétés peuvent
varier selon qu'il est pris sur tel ou tel organe, selon qu'il appartient à la circulation veineuse ou artérielle. L'âge, le sexe,
l'espèce sont autant de causes qui peuvent modifier le fluide
nourricier dans sa constitution physique et chimique.

Nous ne dirons que peu de chose du sang des diverses espèces
d'animaux domestiques, qui du reste diffère assez peu du sang
humain. Le tableau suivant donne le rapport des globules secs
et de l'eau contenus dans 1,000 grammes de sang de nos différentes espèces :

	Corpuscules secs.	Eau du sérum.
Bœuf	122	912
Mouton..........	92	914
Cheval ....,..	117	»
Chien	129	918

Le sang des mammifères est très riche en fer et en hémoglobine, tandis que celui des oiseaux, si remarquable par sa richesse en globules, contient une plus grande quantité de globuline. Nous avons déjà vu que les propriétés cristallines variaient
avec chaque espèce.

Le sang de la femelle est relativement pauvre en hémoglobine. Sa densité est moindre que chez le mâle et son odeur est
plus faible.

L'âge exerce une certaine influence sur la composition dn
sang; les globules rouges sont plus nombreux chez l'adulte ; la
quantité de fibrine augmente à l'époque de la puberté. Chez les
nouveaux-nés, d'après Poggiale, la proportion de cet élément

tomberait à 1,90 pour 1,000. Dans la vieillesse elle arrive à 2 pour 1,000. La cholestérine augmente à partir de 30 ans, et double dans l'âge mûr.

Sang artériel. — Le sang artériel est de couleur vermeille ; il s'est chargé dans les poumons d'une certaine quantité d'oxigène à laquelle il doit la teinte que nous lui connaissons ; sa densité est moindre que celle du sang veineux ; il se coagule plus rapidement que ce dernier. Le sérum artériel, d'après Nasse et Schmann, est plus riche en eau ; la fibrine plus difficilement soluble dans les solutions alcalines.

Le sang artériel a la propriété de dissoudre une plus grande quantité de gaz que le sang veineux.

Sang veineux. — Outre les différences que nous venons de signaler, on trouve encore que le sang des *petites veines* est moins riche en globubes et plus riche en fibrine que celui des artères. En général, le sang veineux contient plus de matières extractives et moins de sérine que le sang artériel. Le sang de certaines glandes, de certains organes, mérite aussi une mention particulière

Sang des règles. — Le sang des règles est à peu près identique au reste du sang de l'organisme ; si son caillot est moins solide que celui du sang extrait des vaisseaux, il le doit à la quantité de mucus auquel il est toujours plus ou moins mélangé ; il contient peut-être un peu moins de fibrine.

, Sang pendant la grossesse. — Vers les derniers mois de la grossesse, le nombre des globules diminue sensiblement, la fibrine subit une légère augmentation. D'après Andral et Gavarret et autres médecins, le sang de la femme en état de gestation serait plus riche en eau, en matières grasses et phosphorées.

Sang des glandes. — Un fait très curieux a été signalé il y a quelques années par M. Bernard : le sang veineux qui sort d'une glande en activité de sécrétion ne présente pas, comme le sang veineux des autres organes, une couleur brune ; il reste rutilant comme le sang artériel ; il a cependant subi quelques modifications : sa teneur en matières extractives et en oxygène est moindre que celle du sang artériel. Le sang veineux d'une glande en repos est le même que celui des autres organes.

Sang splénique. — Le sang de la veine splénique est très riche en fibrine et en cholestérine, ·mais surtout en globules blancs ; ils ont augmenté dans la proportion de 16 pour 1000, comparativement à ceux qu'on trouve dans le sang de la jugulaire. Béclard a posé en principe que le nombre de globules rouges dans le sang splénique était en raison inverse de celui des globules rouges contenus dans la circulation générale par rapport aux globules blancs. Ce sang, qui a la propriété de cristalliser très facilement, récèle aussi des granulations pigmentaires.

Sang de la veine rénale. — Le rein est une glande en état permanent d'activité ; par conséquent, d'après ce qui a déjà été dit, le sang de la veine rénale conserve la couleur rutilante du sang artériel ; il est presque totalement dépourvu de fibrine, aussi il se coagule difficilement : plus riche en oxygène et plus pauvre en acide carbonique que le sang veineux de la circulation générale, il s'est débarrassé d'une partie de ses substances cristallisables (urée, créatine, etc.)

Sang veineux sus-hépatique. — La fibrine a considérablement diminué ; Schwann explique ce phénomène en disant que cette substance sert à produire le glycogène. Pour le même auteur, ce sang serait plus riche en globules rouges que celui de la jugulaire, de la veine porte et de là veine cave, et plus riche en globules blancs que celui de la veine porte.

M. Cl. Bernard a démontré que le sang des veines sus-hépatiques était celui qui contenait le plus de sucre ; on y trouve cette substance dans les proportions de 0,06 à 0,09 0/0. Ces proportions sont susceptibles d'augmenter sensiblement sous l'influence de la nourriture, tout en restant compatibles avec l'état de santé ; les féculents peuvent porter ces proportions jusqu'à 1 0/0.

Le sang qui sort du foie contient moins de caséine et plus de cholestérine et de matières grasses que celui de la veine porte.

Sang de la veine porte. — Les globules rouges de la veine porte ont été considérés comme des hématies de nouvelle formation parce qu'ils sont plus petits que ceux de la circulation générale. La fibrine, comme du reste celle de la veine splénique, se liquéfie au contact de l'air dans un temps relativement court (12 heures) et forme un magma visqueux ou gélatineux ; les globules rouges sont plus riches en graisses que ceux de la jugulaire. La proportion des matières extractives contenues dans le sérum du sang de la veine porte s'est élevée sensiblement; ce sérum est toujours rougeâtre. Le sang de la veine porte se coagule difficilement en donnant un caillot diffluent.

Le sang de la jugulaire est très riche en cholestérine.

DU SANG PATHOLOGIQUE.

L'étude des altérations du sang appartient autant au domaine de la chimie qu'au domaine de l'histologie. Nos connaissances en hématologie pathologique sont pour ainsi dire encore dans l'enfance. A chaque instant de la vie le sang subit des modifications dans sa constitution, bientôt les processus physiologiques le ramèneront à sa composition normale. Il est cependant des altérations plus profondes et plus durables qui sont dues soit à l'action d'agents extérieurs, soit à la pénétration de produits morbides de l'organisme dans la circulation. Le fluide nourricier, dont la composition est si complexe, comme nous venons de le voir, peut subir des modifications dans chacun de ses éléments constituants ou dans sa masse totale. Ces modifications peuvent porter sur la qualité ou sur la quantité, ou bien sur les propriétés vitales des hématies.

Au moment où l'Académie de médecine est sur le point d'être présidée par un vétérinaire, nous ne craindrons pas de faire appel aux travaux si remarquables publiés dans ces dernières années par quelques-uns de ces hommes d'élite qui ont voué toute leur vie à la science. Les animaux sont quelquefois frappés par des affections qui, si elles ne sont pas identiques à celles de l'homme, ont avec elles des airs de famille permettant d'établir de certains rapprochements ; d'autres se développent sur nos animaux domestiques et par contagion sont capables de se transmettre à l'homme. Telles sont : la rage, le charbon, la morve etc. Il y a à peine quelques jours, nous lisions dans les comptes-rendus de l'Académie de médecine l'extrait d'un mémoire se rapportant à un cas de transmission de morve à l'homme qui s'est produit dans le Pas-de-Calais.

Il nous paraît difficile d'établir une division méthodique, naturelle de notre sujet. Dans l'exposé des généralités nous étudierons le sang au point de vue :

1° Des altérations de la quantité et de la qualité de ses éléments.

2° Des altérations de la masse sanguine.

3° Des altérations occasionnées par la présence de substances étrangères dans ce liquide.

Nous passerons ensuite aux variations que subit le fluide sanguin dans la maladie où il a été examiné.

I

**ALTÉRATIONS DE LA QUANTITÉ ET DE LA QUALITÉ
DES ÉLÉMENTS DU SANG.**

Dans ce premier cas, nous avons à nous occuper des globules rouges et blancs et du sérum du sang.

Globules rouges. — *Augmentation*. — L'augmentation des globules rouges, ou *polycythémie,* peut être absolue ou relative.

Absolue, lorsqu'il y a [1] prolifération de ces corpuscules, comme dans les cas de pléthore due à une alimentation abondante, alors que la digestion se fait bien et que l'activité musculaire est restreinte. Elle est relative lorsqu'il y a exsudation abondante des parties liquides du sang, comme dans les convalescences des maladies aiguës. Cette augmentation du nombre des globules, principalement l'augmentation absolue, a pour conséquence une absorption plus considérable d'oxygène et par suite une suractivité musculaire. Le sujet est alors exposé aux congestions et aux hémorrhagies. Les affections dans lesquelles on a constaté une augmentation dans le nombre des globules sont : les fièvres exanthématiques ou de réaction à la période d'invasion, la fièvre typhoïde à la première période.

Diminution ou oligocythémie. — La diminution des globules est due à différentes causes et peut quelquefois coïncider avec l'augmentation de l'eau et de la fibrine en même temps ; c'est ce qui arrive chaque fois que la désassimilation l'emporte sur l'assimilation, lorsque la nutrition se fait mal ou que la digestion est troublée. Les saignées copieuses ou répétées, les pertes des sucs nutritifs ont pour conséquence d'amener un abaissement dans les proportions des globules rouges. Ce phénomène se produit aussi dans le cours des affections chroniques (excepté la syphilis), à la suite d'hémorrhagies passives, dans la chlorose et l'anémie, au déclin des fièvres exanthématiques, dans le diabète, le crétinisme, etc.; lorsque les phlegmasies franches se prolongent pendant longtemps. Si sur une affection chronique vient se greffer une inflammation franche comme cela arrive quelquefois dans la phthisie, ou que la fièvre typhoïde se complique d'une phlegmasie, ou encore lorsqu'une phlegmasie aiguë tend à passer à l'état chronique, l'oligocythémie coïncide avec l'augmentation de l'eau et de la fibrine.

---

1 Expression impropre, mais que nous avons cru pouvoir accepter, comme rendant bien l'idée.

Lorsqu'une cause agit simplement sur le globule, soit en le détruisant ou en l'empêchant de se reproduire, la fibrine ne subit aucune variation, ou elle augmente d'une quantité insignifiante; mais l'eau s'accroît sensiblement. C'est ce qui arrive dans la période d'invasion des fièvres intermittentes et dans la période de déclin des fièvres exanthématiques, dans la période d'état de la fièvre typhoïde, dans la maladie de Bright, certains cas de chlorose, et dans la phthisie à sa première période lorsqu'elle n'est pas compliquée d'une inflammation aiguë.

La diminution du nombre des globules entraîne comme conséquences : une nutrition chancelante, incomplète, un manque d'énergie dans l'activité musculaire, et un abaissement de la chaleur animale.

Dans l'état actuel de la science, nous n'avons aucune donnée positive sur les altérations de forme et de composition chimique des globules sanguins. Il est certain cependant que dans le typhus, l'anthrax, les globules se déforment assez rapidement. Gubler, Laskuwitch ont mentionné l'hypertrophie des hématies dans la maladie d'Addisson; dans cette affection, ils prennent la forme de massues, de biscuits lorsqu'ils sont soumis à l'action d'une solution de sel marin au 200me. Dans la *cyanose* et l'empoisonnement saturnin, ils augmentent de volume, comme cela a été remarqué par Vulpian et Malassez. Massius et Vaulair ont décrit, sous le nom de *mycrocythémie*, une augmentation considérable dans le nombre des globulins. La quantité d'hémoglobine contenue dans le sang est généralement en raison directe du nombre des globules. M. Bouillaud, au nom de M. Quinquaud, a communiqué à l'Académie des sciences (séance du 11 août 1873) une note très importante sur les variations que subit ce corps dans certaines affections ; nous aurons à y revenir dans l'étude du sang de certaines maladies.

Les hématies éprouvent dans certains cas des modifications dans leur vitalité, comme, par exemple, lorsque les typhoïdes revêtent un caractère excessivement grave. Dans ces circonstances, la chimie ni le microscope ne nous révèlent aucún changement morphologique, et cependant l'oxygène n'est plus absorbé (cyanose). Virchow prétend que c'est la *substance respiratoire* qui est malade, paralysée. Il compare ces effets à l'action de certains poisons qui empêchent l'absorption de l'oxygène, tels sont : l'hydrogène arsenié, l'acide cyanhydrique, etc., et l'oxyde de carbone, même en petite quantité, d'après M. Claude Bernard.

Altérations des globules blancs. — Le nombre des globules blancs est quelquefois tellement accru qu'on en trouve 1 pour 3 globules rouges. Cette altération du sang a lieu lorsque le processus morbide se limite au point de ne produire qu'un effet d'irritation sur les ganglions lymphatiques, ou de ne provoquer qu'une tuméfaction inflammatoire. Il en est ainsi dans la fièvre typhoïde, chez les cancéreux lorsque l'inflammation des ganglions se manifeste, et dans l'érysipèle malin. Mais si l'affection est arrivée à un point de gravité tel que le ganglion se trouve détruit, comme il arrive quelquefois pour la scrofule, la prolifération s'arrête, et la leucocytose n'existe bientôt plus.

Altération des éléments du sérum sanguin. — *Fibrine.* — En exposant les causes qui pouvaient faire augmenter ou diminuer le nombre des globules rouges, nous avons été forcément amené à nous occuper du sérum et de ses composants ; cette question se trouve donc en partie traitée.

Augmentation. — L'augmentation de la fibrine constitue l'*hypérinose*. Pour Virchow, la crasse sanguine n'est que consécutive à l'inflammation ; elle est due à un apport plus considérable du sérum de la lymphe dans la circulation ; ce liquide contient une grande quantité de fibrinogène qui en s'oxydant se transforme en fibrine. L'histologiste allemand a remarqué que l'inflammation d'organes très importants, peu riches en lymphatiques, ne modifiait pas la quantité de fibrine contenue dans le sang ; mais que, au contraire, lorsqu'un organe riche en lymphatique était phlogosé (poumon), il se produisait un accroissement considérable dans la quantité de fibrine tenue en dissolution dans le plasma sanguin. L'augmentation de fibrine s'observe dans toutes les affections fébriles, surtout du poumon et des plèvres. Andral a obtenu dans une première saignée, chez un pneumonique, 8 gr.9 de fibrine pour 1000 de sang; l'intensité de la maladie allant toujours croissant, il pratiqua deux autres saignées qui lui donnèrent chacun 10 gr. de fibrine ; enfin, une dernière saignée, faite au déclin de la fièvre, ne lui donna plus que 5 millièmes de cet élément. Ces faits se produisent dans toutes les phlegmasies aiguës ; mais principalement chez celles où l'hématose est incomplète et qui favorisent dans le sang l'accumulation d'une fibrine modifiée appelée *bradyfibrine* par Polli. Lorsque ces phlegmasies aiguës passent à l'état chronique, le chiffre de la fibrine tombe au-dessous de la normale. L'hypérinose se remarque également dans les premiers stades du cancer et de la tuberculose, ou lorsqu'une phlegmasie vient compliquer une maladie chronique ou une pyrexie. Andral, Gavarret et Delafond ont signalé l'augmentation de la fibrine à la suite de saignées répétées. Nous avons déjà dit comment Virchow expliquait la production de cette anomalie; Becquerel et Rodier, ayant remarqué que la quantité d'albumine diminuait lorsque la fibrine augmentait, avaient conclu à une transformation par oxydation de la première en fibrine. Nasse a vu augmenter la fibrine chez des animaux qui n'étaient pas nourris.

La prompte coagulation du sang n'est pas un signe d'hypérinose non plus que la présence d'une couenne inflammatoire. Le sang des pneumoniques se coagule très lentement malgré la quantité de fibrine qu'il contient en plus, parce qu'il est chargé d'acide carbonique. La couenne inflammatoire existe dans des affections où il y a diminution de fibrine, comme dans la chlorose, l'anémie. Elle est due à une différence de densité entre les globules et le plasma, les globules, étant plus denses, tombent rapidement au fond du vase; ou à la lenteur que met la fibrine à se coaguler, alors les globules rouges n'éprouvent aucun obstacle à l'action de la pesanteur. Dans les deux cas, le caillot supérieur peut se trouver complètement décoloré.

Diminution de la fibrine, ou HYPINOSE. — La diminution de fibrine dans le sang s'observe à la suite d'excès de fatigue musculaire, dans le scorbut et en général dans les affections caractérisées par une altération du sang. Le fluide sanguin, sorti de la veine en se coagulant, ne forme plus qu'un caillot mollasse, tremblottant dont on n'exprime que peu de sérosité. L'hypinose s'observe dans le cours de certaines affections désignées par F. Simon sous le nom d'affections *hypinotiques;* c'est la série des affections typhoïdes. Une nutrition chancelante, une hématose insuffisante, à la suite des gênes de la respiration, de même que des mouvements métamorphiques exagérés sont autant de causes d'hypinose. Les conséquences de cette anomalie sont : la faiblesse musculaire et de fréquentes hémorrhagies difficiles à arrêter. Les altérations qualitatives de la fibrine se réduisent à deux : l'*inopexie,* ou augmentation de coagulabilité qui occasionne la formation de caillots dans les vaisseaux, et le vice inverse attribué au *fibrinogène* de Virchow, fibrine modifiée, ne se coagulant que lentement au contact de l'air. Bischoff avait attribué à la fibrine des propriétés toxiques, dues à l'existence d'un principe immatériel, qui était cause aussi de sa fluidité dans le sang en circulation. Pourquoi créer un principe immatériel pour expliquer à la fois l'action nuisible qu'il attribuait à la fibrine dans la transfusion et sa fluidité dans le sang ? Si cet élément est à l'état de dissolution dans le plasma, il le doit à la force vitale; or, est-il logique d'admettre que cette force, qui régit toutes les fonctions de nos organes, jouit de propriétés toxiques !

2° *Albumine.* — L'hyperalbuminose ou augmentation de l'albumine est provoquée par une alimentation riche en matières protéiniques, alors que l'activité musculaire et respiratoire est très restreinte. Elle s'accompagne généralement d'une augmentation absolue de la quantité de sang et d'une diminution dans la proportion des sels solubles dans le sérum, notamment du sel marin. Cette anomalie se produit dans le cours d'affections qui enlèvent une grande quantité de sérosité à l'organisme (sécrétions abondantes) dans les maladies récentes du cœur, dans certaines pleurésies et dans le rhumatisme aigu.

L'*hypalbuminose*, c'est la diminution de l'albumine dans le sérum du sang. On lui reconnaît pour causes une alimentation insuffisante ou trop pauvre en matières protéiniques, les excrétions abondantes et trop longtemps entretenues, des matières albuminoïdes du sang, comme cela se produit dans les diarrhées, les suppurations et exsudations de longue durée, les hémorrhagies et la sécrétion lactée. Cette altération se produit durant le cours de maladies graves ou chroniques dans lesquelles les mouvements métamorphiques sont maintenus ou exagérés en même temps qu'il y a ingestion insuffisante d'aliments ; dans l'anémie, la maladie de Bright, les ramollissements cérébraux, les maladies chroniques du cœur, le scorbut, la dyssenterie, les fièvres intermittentes devenues chroniques, la fièvre puerpérale et le crétinisme ; dans les phlegmasies aiguës, d'après Becquerel et Rodier. La sérosité augmente généralement pendant que l'albumine diminue. Nous signalerons en passant un fait qui est encore douteux : c'est que la quantité de sérine augmente au début des fièvres intermittentes et dans les maladies aiguës. Les modifications qualitatives de l'albumine nous sont encore inconnues.

3° *Sels*. — La proportion des sels paraît s'accroître à mesure que l'albumine diminue. Dans presque toutes les maladies et principalement dans les phlegmasies intenses, il y a généralement diminution des sels du sang, ainsi que dans l'ostéomalacie et le rachitisme. Pour ces deux affections, étudiées par Rolof sur les animaux, cette diminution est très considérable. Nous extrayons de la chimie pathologique de Becquerel et Rodier les chiffres suivants représentant la quantité de chlorure de sodium contenue dans le sang de certaines maladies :

Pléthore, 3,5 à 3,9. Phlegmasies, 3,0. Pleurésies et pneumonies, 3,0 à 2,8. Rhumatisme aigu, 3,5. Fièvre typhoïde, 2,9. Chlorose, 3,2. Phthisie, 3,4 à 3,5. Syphilis, 3,4.

Les phosphates terreux augmentent généralement alors qu'il y a diminution des sels alcalins solubles, sauf dans la bronchite aiguë; ils diminuent dans le diabète. Dans le choléra, les sels diminuent d'une façon absolue.

4° *Corps gras et urée.* — Les graisses peuvent se trouver en quantité telle dans le sang, que le sérum peut présenter un aspect lactescent. Les maladies dans lesquelles la proportion des corps gras s'élève sensiblement sont : le diabète, l'alcoolisme, les empoisonnements aigus ou chroniques, la chylurie, l'hépatite des pays chauds, quelques cas de rhumatismes aigus, etc., etc.

Picard a fait des recherches sur les variations de la quantité d'urée qui pouvaient survenir dans le sang, mais la méthode qu'il a employée ne lui donnait pas de résultats exacts; il dosait, en même temps que ce corps, toutes les substances précipitables par le nitrate acide de mercure, telles que créatine et créatinine. Il a trouvé que l'urée augmentait : dans les fièvres inflammatoires, l'endocardite, le rhumatisme articulaire aigu, les fièvres pernicieuses, le choléra, la fièvre jaune; nous ajouterons encore la maladie de Bright, la forte congestion des reins, la dégénerescence cancéreuse, etc. L'urée diminue dans la pléthore. MM. Wurtz et Chalvet n'ont pas toujours observé une augmentation d'urée dans l'urémie. Frerichs suppose que dans cette affection, il faut rapporter les accidents qui surviennent, au carbonate d'ammoniaque, produit par une transformation de l'urée. Chalvet a posé en principe que, dans tous les cas pathologiques ou physiologiques, le sang contenait autant de centigrammes d'urée qu'on en trouvait de grammes dans l'urine.

Le tableau suivant, faisant connaître la teneur du sang en urée pour 1,000 de ce liquide, dans certaines maladies, est dû à M. Picard.

Pléthore	0,113
Glycosurie et albuminurie	0,181
Rhumatisme aigu (gestation)	0,220
Fièvre pernicieuse.	0,228
Anémie	0,244
Fièvre inflammatoire	0,247
Rhumatisme aigu (endocardite) . . .	0,272
Choléra (urines albumineuses). . . .	0,600 à 0,700

Dans ce tableau, on peut suivre la proportion croissante de l'urée dans chaque maladie ; on voit que c'est chez les cholériques qu'elle se trouve la plus élevée. Nous rappellerons, une fois encore, que ces chiffres n'ont pas une valeur absolue. D'après le même auteur, dans la maladie de Bright, l'urée augmente avec la gravité de l'affection et suivant la forme sous laquelle elle se présente. Sa teneur, dans le sang, varie entre 0,540 lorsqu'il y a céphalalgie, vertige et œdème, et 0,700 lorsqu'il y a somnolence et délire.

La cholestérine augmente dans les phlegmasies.

II

ALTÉRATIONS DE LA MASSE SANGUINE DANS SON ENSEMBLE.

Les altérations de la masse sanguine, dans son ensemble, consistent en des augmentations ou des diminutions. Dans les premières, la nutrition est très active, et la chaleur animale augmentée ; dans les deuxièmes, au contraire, la nutrition est chancelante et la chaleur animale s'abaisse.

Les altérations en plus, constituent la *pléthore* ou *polyémie*. Le sang des pléthoriques est d'un rouge foncé ; il se coagule rapidement en formant un caillot généralement de consistance ordinaire. Que la pléthore soit absolue, ou qu'elle soit due à une diminution relative de l'eau du sérum, le poids des globules humides peut s'élever jusqu'à 364, 374 et même 432 pour pour 1,000 de sang. La fibrine est quelquefois légèrement augmentée. Les matières solides augmentent dans le sérum ainsi que les sels minéraux ; la quantité des matières extractives ne varie généralement pas.

L'altération en moins ou l'*anémie* consiste généralement en une diminution de la masse sanguine, alors que le sang a conservé sa constitution normale. Mais la partie liquide ne tarde pas à être remplacée par l'absorption de sérosités dans l'organisme. Le sang devient plus fluide, plus pâle, il est pauvre en globules rouges, en albumine et en sels. Sa densité diminue et il ne fournit plus qu'un petit caillot, noyé dans de la sérosité, qui est très abondante.

La quantité d'eau, dans le sang anemié, peut atteindre la proportion de 882 pour 1,000. Andral et Gavarret ont trouvé cependant que le sérum, tout en augmentant par rapport aux globules rouges, ne devenait pas plus aqueux et avait toujours la même teneur proportionnelle en sérine, en sels et dans certains cas en fibrine ; cependant il est des cas où ce dernier élément tombe de 2,5 à 1 pour 1,000. L'anémie se complique souvent de leucocythémie.

Pour n'avoir plus à nous occuper de cette anomalie, qui, en réalité, constitue quelquefois un état pathologique très grave, nous dirons qu'il existe une anémie, désignée par M. Jourdanet, sous le nom d'*anoxémie*, et qui consiste en une oxydation difficile ou incomplète des globules ; elle est particulière aux habitants des hauts plateaux L'anémie des mineurs, ou anémie par *étiolement*, est due aussi à un manque d'oxygène. Dans cette affection particulière, le sang mériterait une étude très approfondie et principalement les globules ; ils sont rapetissés, étiolés, c'est le vrai mot ; ils sont altérés dans leur vitalité, la *substance respiratoire* de Virchow fonctionne mal.

M. Hayem a étudié le sang provenant d'anémies d'origines diverses ; il a fait connaître le résultat de ses observations à l'Académie des Sciences, en juin 1876. Il a trouvé que, dans toutes les anémies, les globules rouges sont altérés dans leur volume, leur couleur et leur consistance ; à volume égal, le nombre des globules sains est moins considérable que celui des globules rouges anémiés, et les premiers sont plus riches que ces derniers en matière colorante. 75 globules normaux équivalent à 100 globules anémiés, lesquels ne correspondent qu'à 50 et quelquefois qu'à 25 des premiers, au point de vue de leur richesse en matière colorante.

III

ALTÉRATIONS DU SANG DUES A L'ACCUMULATION DE SUBSTANCES ÉTRANGÈRES A CE LIQUIDE.

Les dyscrasies, appartenant à cette catégorie, sont dues à l'accumulation de principes *toxiques* provenant de l'extérieur ou aux produits de sécrétions et de désassimilation puisés par le sang dans l'organisme. Nous n'avons rien de général à dire à ce sujet ; chacun des cas rentre dans l'étude particulière du sang de certaines maladies infectieuses ou par empoisonnement. Nous ferons cependant remarquer que les effets produits sur le sang par le virus, les bactéries, etc., ont été comparés à ceux de certains poisons dont nous avons déjà parlé à propos des altérations des globules. Il existe quelquefois dans certaines maladies des cryptogames qui ont été étudiés par M. Ch. Robin, et qui ne seraient que des états divers d'un même leptothrix. Hallier a signalé un microcossus dans le sang des varioleux. Toutes ces altérations cryptogamiques sont plutôt l'effet que la cause de la maladie.

IV

ÉTUDE DU SANG DANS CERTAINES MALADIES.

Avant d'entreprendre l'étude du sang dans les maladies où il a été analysé, disons que, bien souvent, nous aurons à citer les travaux de M. Quinquaud, sur la quantité de l'hémoglobine contenue dans le liquide nourricier à l'état pathologique.

Dans une note, communiquée à l'Académie des Sciences par M. Bouillaud, l'auteur s'exprime ainsi : « Le chiffre de l'hémoglobine, dosée par la détermination de la quantité maximum d'oxygène absorbé par le sang chez un individu robuste, s'élève de 125 à 130 gr. pour 1,000 gr. de sang. Chez quelques sujets, on trouve 115 gr., sans qu'il en résulte d'état pathologique bien net. »

« Les variations de l'hémoglobine dans les maladies sont nombreuses, et leur étude nous a conduit à certaines déductions qui peuvent servir au diagnostic et au pronostic. » (Abeille médicale, 1er septembre 1873, page 338).

Tempérament lymphatique et faible constitution. — On peut rapprocher de l'anémie l'état auquel on a donné le nom de faible constitution ; cet état est l'opposé de la pléthore ; il se caractérise par une tension moindre des vaisseaux, par la diminution des globules rouges et l'augmentation de l'eau sans variations sensibles de la fibrine. On ne doit pas confondre le tempérament lymphatique avec l'anémie ou l'hydrohémie, quoique les apparences physiques puissent nous donner le change sur ces différents états. Dans le tempérament lymphatique, la proportion centésimale d'eau, de fibrine, augmente relativement à la masse entière du sang ; mais la fibrine reste la même pour une égale quantité de plasma; tandis que celui-ci augmente dans le sang. Il en est de même pour l'albumine et les sels qui s'augmentent d'une manière absolue dans la masse sanguine. Le poids des globules rouges est diminué ; il est de 402,9, au lieu de 489,5 et 429,0, comme dans les tempéraments robustes ou ordinaires. La proportion d'eau et des sels contenus dans les globules rouges reste à peu près constante.

Leucocythémie. — Cette affection, qui pour les besoins du moment, peut être fondue avec la *chlorose*, est caractérisée par une diminution dans le nombre des globules rouges et une augmentation du nombre des globules blancs. C'est une des maladies dans lesquelles le chiffre de l'hémoglobine s'abaisse le plus ; elle tombe, d'après M. Quinquaud, à 57 pour 1,000 de sang. L'aspect du sang des leucocythémiques, étudié pour la première fois par Donné, est couleur lie de vin ou puriforme, suivant que sa teneur en globules rouges est plus ou moins diminuée. Au début de l'affection, la proportion des globules rouges à l'état sec est de 82 pour 1,000 de sang, et de 82 à 77 à la période d'état ; Becquerel et Rodier ont trouvé que ces chiffres pouvaient descendre jusqu'à 45 pour 1,000. Hugues Bonnet, qui avait cru découvrir une maladie nouvelle, avait considéré l'augmentation des globules blancs comme une migration des globules du pus dans le torrent circulatoire. La quantité d'eau, contenue dans le sang des leucémiques, varie entre 782 et 868 pour 1,000 ; celle de l'albumine entre 40 et 36 ; celle de la fibrine oscille entre 2,3 et 5 millièmes. Les matières grasses, d'après Robin, entrent dans le sérum pour une proportion de 7,23 pour 1,000 gr. de sang. On a aussi trouvé de l'acide formique, de la leucine, de la tyrosine et un autre corps appartenant au système octaédrique, différent de la tyrosine par ses propriétés chimiques en ce qu'il n'est pas soluble dans l'acide acétique. Le plasma du sang leucocythémique est très riche en matières collogènes ; Reichardt a trouvé 4 gr. de gélatine pour 1,000 gr. de sang, mais c'est Schérer qui les a signalées le premier. Cet auteur a aussi signalé la présence de l'hypoxanthine et de l'acide urique. Dans la leucocythémie, le volume des globules rouges est diminué ; celui des globules blancs, très variable, est généralement accru ; le nombre des globulins considérablement augmenté. L'aspect général du sang est modifié d'une façon sensible ; nous avons déjà signalé les couleurs qu'il pouvait prendre ; il se coagule difficilement ; son caillot marbré, mollasse, lavé sous un filet d'eau, donne une fibrine qui se désagrége facilement, au point même de passer à travers le linge qui la contient.

Il ne faut pas attacher, au mot leucémique, l'idée d'une maladie spéciale ; cet état constitue plutôt un symptôme de maladies diverses ; il accompagne généralement certaines dyssenteries, l'infection purulente, la septicohémie et d'autres affections, comme nous le verrons plus tard.

On ne doit pas confondre l'état leucocythémique avec la chlorose ; cette dernière affection se caractérise par le nombre moins considérable des éléments solides en général ; le rapport entre les globules rouges et blancs reste le même ; tandis que dans la leucocythémie, les globules rouges sont remplacés par les globules blancs, qui, d'après plusieurs auteurs, ne se transformeraient plus en hématies. Du reste, Voillez a parfaitement démontré que la leucocythémie ne constituait pas une maladie spéciale.

Les animaux peuvent aussi être atteints de leucocythémie; on en trouve plusieurs cas relatés dans le *London medical Record*, nᵒˢ 73 et 74. L'auteur des articles, M. Bollinger, vétérinaire suisse, rend compte des observations qu'il a faites sur des chiens et des porcs ; il a remarqué que la proportion de leucocytes était de 1 pour 30 ou 40 globules rouges dans la circulation générale, et de 1 à 10 ou 15 dans la veine sphénique. Le savant vétérinaire suisse a cherché à éclairer l'étiologie de cette affection; mais, comme pour l'homme, les causes lui sont restées complétement inconnues.

Fièvres. — *Fièvres éruptives.* — Dans les fièvres éruptives, qui ne se compliquent d'aucune phlegmasie, la fibrine diminue vers le deuxième ou troisième jour, suivant la période d'invasion ; la proportion des globules augmente légèrement, le plasma diminue. Au déclin, il y a diminution des globules et augmentation du sérum. M. Brouardel a signalé la diminution de l'acide carbonique dans certains cas graves de variole et de scarlatine hémorrhagique, elle peut être de plus de la moitié ; le volume total des gaz diminue en moyenne de 1/3.

2° *Fièvres intermittentes.* — Dans les fièvres intermittentes, il y a augmentation du plasma et de l'albumine ; la fibrine reste normale, à moins que la maladie ne se prolonge ; alors il y a diminution. Dans les cas graves, la quantité d'albumine contenue dans le sérum s'abaisse. Dans tous les cas, les globules diminuent d'une manière absolue ; l'hémoglobuline descend jusqu'à 96 ou 86 pour 1,000. Lorsque ces affections se prolongent ou se compliquent d'accidents graves, les globules rouges se détruisent en perdant leur matière colorante ; l'hémoglobine, en se décomposant, laisse dans le sang et dans le corps des globules de granulations pigmentaires visibles au microscope ; alors survient cet état qu'on désigne sous le nom de mélanémie. MM. Léonard et Folley ont publié, dans les Mémoires de médecine militaire, T. 50, des analyses de sang provenant de sujets atteints de fièvres intermittentes simples ou compliquées.

Mélanémie. — La mélanémie consiste en un mélange de matières pigmentaires avec les éléments du sang ; lorsque la maladie est bien caractérisée, chaque goutte de sang prise dans le cœur contient une certaine quantité de ces dépôts formant des grumeaux irréguliers à forme variable, de couleur jaune, brune, mais surtout noire ; ils sont plus petits que les globules rouges, quelques-uns parfois sont plus grands. Ils sont assez souvent recouverts d'une enveloppe transparente et incolore d'une épaisseur généralement peu considérable ; quand cette enveloppe est plus épaisse, elle présente des couches concentriques. Jusqu'à présent, on ne connaît pas de véhicule capable de dissoudre la matière mélanique ; tout ce qu'on sait, c'est que l'acide azotique la colore en jaune paille sans donner d'acide picrique. La mélanose constitue chez les chevaux une sorte d'affection cancéreuse ; on n'a que rarement trouvé dans le sang les pigmentations qui existent chez l'homme.

Ictère. — Dans l'ictère, le sérum prend une teinte orangée, quelquefois une teinte de rouille ; cette couleur a été attribuée

par Chevreul à la présence de la bilirubine et des matières
colorantes de la bile dans le sang. Dans l'ictère grave, la bile
n'étant plus éliminée par le foie, passe dans le torrent circulatoire ; les globules, alors déchiquetés, laissent extravaser leur
matière colorante, laquelle a une tendance à cristalliser et à
former des dépôts dans les organes circulatoires. La cholestérine et les graisses sont à peu près normales dans l'ictère
simple ; mais dans l'ictère grave, comme dans les cas où elle
est symptômatique de la cirrhose, la cholestérine monte à 0,95
et 1,185 pour 1,000 ; la fibrine varie entre 2,5 et 5 pour 1,000,
et les matières grasses entre 1 et 6,5. Des expériences et des
études nombreuses ont été faites sur des animaux ; Lassaigne
n'admet pas le passage de la bile dans le sang, parce que, dans
les analyses qu'il a faites, il n'a rencontré qu'une matière colorante, soluble dans l'alcool, ayant beaucoup d'analogie, il est
vrai, avec la matière colorante de la bile ; mais c'est la seule
substance propre à cette humeur qu'il a découverte dans le
sang des ictériques. D'après Frerichs, la bile, en arrivant dans
les intestins, passe de nouveau dans le sang où elle subit une
série de transformations qui aboutissent à la production d'une
quantité considérable d'urée. Dans les cas d'ictère, ces transformations seraient incomplètes, et alors il y aurait dans le sang
accumulation des matières colorantes de la bile. Pour Bonnet
et Colin, le foie serait chargé de séparer du sang la matière
colorante jaune du sérum, de la lymphe et de toutes les sérosités de l'organisme ; ses fonctions hépatiques ne se faisant
qu'incomplètement ou pas du tout sous l'influence de certains
états pathologiques, cette matière colorante resterait accumulée
dans le sang, se déposerait dans les tissus et donnerait naissance à l'ictère. Cette théorie est basée, sur la quantité de
séroline, substance azotée, se rapprochant de la cholestérine,
qu'on retrouve en plus ou moins grande abondance dans le
sang de tous les ictériques. Küne a remarqué que dans l'ictère
les globules rouges étaient détruits comme dans les cas d'in-
jections d'acides biliaires dans la circulation ; il rapporte ce

phénomène à la décomposition de l'hémoglobuline, qui se transformerait en matière colorante de la bile. M. Tripier, au nom de M. Poncet, a donné lecture à la séance du 21 août 1875, de l'Association française, pour l'avancement des sciences, d'un travail intitulé : *De la matière colorante du sang produisant l'ictère hématique traumatique.* L'auteur, se basant sur ses observations personnelles, prétend que, dans le traumatisme, l'ictère est dû à la résorption de la matière colorante du sang chez les blessés atteints d'ecchymoses ou d'infiltrations sanguines.

Septicémie. — La septicémie mériterait une étude toute particulière ; elle a une grande ressemblance avec le charbon des animaux domestiques. A plusieurs reprises, l'Académie des sciences et l'Académie de médecine ont eu à s'occuper des caractères différentiels de ces deux affections. Il serait trop long, quoique très utile, de faire une analyse des discussions qui se produisirent en 1869 ; les noms des auteurs des différentes notes qui furent lues aux deux Académies suffiront, je l'espère, pour attirer l'attention de ceux qui n'ont pas suivi les débats. Une première communication faite par M. Henry Bouley, de l'Institut, sur le mal des montagnes qui régnait alors en Auvergne (11 janvier 1869), fut suivie de plusieurs autres, signées par MM. Suton, Raimbert, Colin d'Alfort, Davaine et Sauson, professeur à l'Ecole d'agriculture de Grignon. Depuis, M. Colin d'Alfort a fait un grand nombre d'expériences et a fait faire un pas immense à cette question si obscure, surtout au point de vue de la nature de l'affection. Avant lui, Magendie, Coze et Peltz [1], avaient bien étudié les altérations du sang septicémique, mais leurs recherches avaient été incomplètes. Dans le Mémoire de M. Colin, présenté à l'Académie de médecine en 1874, on voit que la première des

---

1 Ce dernier auteur a communiqué une note à l'Académie des Sciences en 1874.

modifications éprouvée par le sang porte sur les globules. Ils perdent leur forme discoïde, se hérissent de petites pointes coniques plus ou moins nombreuses; ces altérations, communes au charbon, ont pour cause un mouvement exosmotique de la partie liquide des globules vers le plasma. Un nombre considérable de granules, animés de mouvements plus ou moins rapides et étendus, sillonnent le plasma sanguin; pour M. Colin, ces granules, qui existent dans le sang normal, mais en plus petite quantité, ne doivent pas être assimilés aux bactéries. Ils ont leur origine dans le système lymphatique; les bactéries ne se produisent que très tard, souvent la mort arrive avant qu'on ait pu constater leur présence dans la circulation; mais elles apparaissent de très bonne heure au foyer de l'inoculation. Lorsqu'on examine au microscope le sang d'un sujet mort à la suite d'accidents septicémiques, il faut tenir compte du temps qui s'est écoulé depuis la mort, car les bactéries apparaissent très rapidement sur le cadavre et ne sont qu'un produit de décomposition. Aux altérations microscopiques du sang, nous ajouterons les changements survenus dans sa composition chimique, lesquels sont d'une importance capitale et suffisent pour expliquer la mort. Coze et Feltz ont signalé une augmentation de la quantité d'eau, une diminution des matières albuminoïdes, de l'urée, des sels et une moindre oxygénation. Les altérations vitales des globules sont tellement profondes que, sur le cadavre, ils se dissolvent ou se détruisent. Les propriétés physiques de ce sang sont sensiblement modifiées : il est poisseux, noirâtre et difficilement coagulable.

Charbon. — Les affections charbonneuses de nos animaux domestiques sont susceptibles de se transmettre à l'homme par contagion ; nous avons cru devoir les placer immédiatement après la septicémie, afin qu'il fût facile d'établir une comparaison entre les altérations du sang qui se produisent dans ces différentes affections.

Dans le charbon, le sang est noirâtre, poisseux et incoagu-

lable ; il forme une gelée chargée d'hématosine, tâchant fortement les doigts , ne rougissant pas au contact de l'air. La
saignée est toujours baveuse ; le sang artériel présente le même
aspect que le sang veineux. Si quelquefois, au début de la
maladie, il se forme un caillot, celui-ci se dissout avant qu'il
ne soit complétement séparé du sérum, lequel reste trouble et
est souvent chargé de globules graisseux. Le sang des charbonneux se putréfie rapidement ; sa densité oscille entre 1,050
et 1,064. Les variations, dans la composition du sang charbonneux, portent principalement sur la fibrine : il y a hypinose
dans tous les cas ; M. Clément a signalé une diminution de plus
des deux tiers de cet élément et une augmentation de la matière
colorante. M. Sauson prétend que l'albumine passe à l'état de
diastase et est susceptible de transformer l'amidon en glucose.
Vus au microscope, les globules rouges paraissent diminués de
volume, ils sont ratatinés à bords dentelés ou déchiquetés ; ils
sont plus abondants que les globules blancs, bien que ces derniers résistent mieux au mouvement de décomposition qui se
produit dans le sang ; l'hématosine s'extravase dans le plasma.
M. Davaine a fait une étude comparative des globules sanguins
dans le sang septicémique et charbonneux. Les premiers, vus au
microscope, se répandent uniformément, tandis que les seconds
se dispersent sur le porte-objet, forment des îlots en laissant
entre eux des espaces clairs occupés exclusivement par le
sérum. Il a fait ces observations même sur du sang charbonneux pris chez l'homme.

On trouve aussi des productions cryptogamiques étudiées
par Follander, Brauel, Fuchs, Leissering, Delafond et Davaine.
Elles ont d'abord été désignées sous le nom de baguettes charbonneuses. Davaine les considéra comme des vibrions, qu'il
nomma bactéries ou bactéridies, selon qu'elles étaient ou non
animées d'un mouvement spontané. Ces productions se rencontrent dans un grand nombre de maladies spécifiques.
Hallier, Robin, Franck, Bollinger, prétendent que ce sont des
fragments d'une même espèce de leptothrix. Les médecins

micrographes ne sont pas tous d'accord sur la nature des bactéries charbonneuses, dont la présence dans le sang n'est pas toujours constante sur le vivant, comme cela a été remarqué par Sauson, membre de la Commission chargée d'étudier le mal des montagnes en 1869.

Pour M. Davaine, les bactéries du sang septicémique seraient animées de mouvements spontanés, tandis que celles du sang charbonneux seraient immobiles ; Bollinger ajoute que ces dernières se distinguent encore de celles de la putréfaction par une certaine symétrie dans leurs formes. On a reconnu aux bactéries une grande affinité pour l'oxygène. Elles agissent en absorbant l'oxygène des globules et de la masse sanguine ; elles provoquent des phénomènes semblables à ceux de l'asphyxie, en abaissant la température du corps. Ces baguettes, que Davaine a trouvé au nombre de 8 à 10,000,000 dans une goutte de sang, peuvent, par la dessiccation, conserver pendant plus d'un an la propriété de transmettre le charbon. Si le sang s'est putréfié avant la dessiccation, ces cryptogames se détruisent ; alors, par l'inoculation, on ne produit que la septicémie. Davaine, Brauel et Bollinger ont remarqué que les bactéries ne pénétraient pas dans la circulation du fœtus lorsque, pendant la gestation, la mère est atteinte du charbon ; le placenta semble, dans ce cas, jouer le rôle d'un filtre physiologique.

Remarque. — Signalons, en passant, un fait qui touche de très près à l'hygiène publique, et dont nous devons la connaissance à M. Signol :

Le sang des animaux, morts par assommement ou par asphyxie, contient des bactéries dont les dimensions varient entre 12, 50 ou 60 millièmes de millimètres ; elles naissent quinze à seize heures après la mort. Ce sang inoculé produit la septicémie ; on voit dès lors l'importance de cette découverte. (Académie des Sciences, 1875).

Fièvre typhoïde. — Au début, augmentation des globules

et diminution de la fibrine ; mais, si la maladie se prolonge et s'aggrave, le chiffre des globules peut tomber de 125 à 80 pour 1,000. Alors le plasma augmente, mais la fibrine suit toujours une progression décroissante jusqu'au point d'arriver quelquefois à 0,8 pour 1,000. Il n'y a augmentation de fibrine que dans les cas de complication d'inflammation franche. Finger a signalé, dans certains cas, le passage de l'albumine dans l'urine. Le docteur Tigri de Sienne, Coze et Feltz, ont trouvé des bactéries dans le sang des typhisés. Le chiffre de l'hémoglobine est d'un grand secours au point de vue du diagnostic et du pronostic ; vers le douzième jour de la typhoïde, l'hémoglobine ne descend guère au-dessous de 115, tandis que dans la granulie elle est à 90. Le pronostic de la fièvre typhoïde est grave lorsque l'hémoglobine tombe à 96. Le carbonate d'ammoniaque a quelquefois été signalé dans le sang typhoïde. On connaît peu de choses sur l'état du sang dans le typhus Fever ; Rodier, qui l'étudia en Irlande en 1847, a tantôt trouvé une augmentation de globules, tantôt une diminution ; dans 4 cas, sur 6, il y avait hypérinose.

C'est encore ici le cas de faire de la médecine comparée. Il n'y a que quelques jours à peine que les départements du nord étaient envahis par un ennemi aussi terrible que l'étranger ; j'ai nommé le typhus des bêtes à cornes. Quant à la typhoïde, certains auteurs ont cherché à établir l'identité qui existait entre cette maladie et une affection des solipèdes désignée par les vétérinaires sous le nom de typhose. Un professeur vétérinaire très distingué, président de l'Académie de médecine et de chirurgie de la ville de Toulouse, tout en admettant qu'il existe une certaine analogie entre les deux maladies, ne croit pas qu'elles appartiennent au même genre.

Typhoïde de cheval. — Au début, le sang conserve toutes ses propriétés, excepté dans la forme nerveuse, où assez souvent il est noir et peu coagulable. A l'état, il y a augmentation du coagulum blanc et du sérum. Au déclin, lorsque la mort est im-

minente, e sang est peu coagulable, noirâtre, surtout lorsqu'il
y a gangrène du poumon. Tel est l'état physique du sang sur le
vivant. Vus au microscope, les globules forment sur le porte-
objet une traînée huileuse ; ils sont déformés et cèdent leur matière colorante au plasma. MM. Signol et Mégnin ont constaté
dans certains cas la présence de bactéries. M. Salles, vétérinaire militaire, a consigné, dans un mémoire couronné par la
Société centrale vétérinaire, l'apparition de cristaux de cholestérine et d'hémato-cristalline. Il a donné comme signe certain
de diagnostic la réaction obtenue en traitant le sérum par l'acide
azotique ; nous avons déjà dit le peu d'importance qu'on doit y
ajouter. Il est une réaction que nous avons vu obtenir sous nos
yeux, qui dans ce cas peut avoir de la valeur. Le sérum du sang
de cheval typhisé traité par l'acétate d'urane décèle la présence
de la bile en donnant une couleur jaune rougeâtre. Il paraît
que dans cette affection le foie est souvent plus ou moins
frappé.

Peste bovine. — Marcel, Perrette, Sanderson ont signalé
une augmentation de fibrine et une diminution d'eau à la dernière période. Les globules modifiés ont une tendance à se rapprocher et à adhérer entre eux. D'après Smart, leur contour
est irrégulier et étoilé. Beale et Furstenberg ont reconnu une
augmentation dans le chiffre des globules blancs. Enfin, certains
observateurs, entre autres Semmer et Dorpat, croient être en
droit d'affirmer qu'ils ont vu des cristaux de cholestérine et des
bactéries.

Fièvre puerpérale. — Le sang de la fièvre puerpérale possède des propriétés toxiques ou plutôt infectieuses très marquées ; Coze et Feltz ont trouvé les globules rouges déformés,
moins riches en oxygène. Ils ont trouvé en outre un excès d'urée
et d'acide carbonique et moins de glucose. Mais l'altération la
plus curieuse qu'ils ont signalée, c'est la présence de tractus
fibrineux, composés d'une série d'articles articulés entre eux et
doués de mouvements spontanés. Les modifications quantitatives

du sang puerpéral portent sur la diminution des globules rouges,
d'après les uns, sur leur augmentation d'après les autres ; sur
la diminution de la sérine qui dans la plupart des cas est éliminée par les urines sans qu'il y ait altération des reins. Nous
ne serions pas loin de croire que les tractus fibrineux dont nous
avons parlé ne sont que des algues en chapelet, du genre *torula*,
déjà signalées par Mégnin dans le sang sain en putréfaction.

Scrofule. Cancer. — Dans la scrofulose, les globules
rouges sont aplatis, déformés; le sang se coagule difficilement,
est pauvre en hématies et en fibrine. Il y a augmentation des globules blancs à moins que l'inflammation des ganglions lymphatiques malades n'ait occasionné leur destruction. Ce même
phénomène se produit chez les cancéreux lorsque l'inflammation
des ganglions se manifeste. L'altération la plus utile à connaître
dans le cancer, c'est la diminution de l'hémoglobine, qui,
d'après M. Quinquaud, de 127 gr. pour 1000 cent. cubes de
sang, tombe à 57, 48 et même 38 ; tandis que dans les autres
tumeurs (kystes, tumeurs fibreuses, etc.), elle reste toujours aux
environs de 80. Dans le cas où la cachexie cancéreuse se généralise ou s'aggrave, on ne doit pas être surpris de ne trouver
dans les vaisseaux qu'un liquide sanieux, granuleux, ayant
quelque ressemblance avec le pus des abcès froids.

Tuberculose. — Le sang des phthisiques a généralement
les caractères du sang des maladies chroniques. La diminution
des globules rouges est en rapport direct avec la gravité du mal;
à l'état sec, leur poids varie entre 122, 100 et même 80 pour
1000 lorsque la diarrhée est très abondante et qu'elle est accom-
pagnée d'hémoptisie. La tuberculose est avec la chlorose et le
cancer une des maladies qui abaissent le plus le chiffre de l'hémoglobine. Lorsqu'on hésite entre la chlorose et une tuberculose
au premier degré, l'hémoglobine peut servir à établir le diagnostic différentiel ; dans la chlorose elle descend à 57, et dans la
tuberculose à 100 environ ; mais elle peut arriver à 91, 62 et
même 48 pour 1000 cent. cubes de sang dans la dernière pé-

riode de la maladie. L'eau oscille entre 7,84 et 845 pour 1000.
La fibrine diminuée dans les deux premières périodes, augmente
quelquefois dans la troisième, lorsqu'il se produit des phlegmasies partielles autour des foyers tuberculeux ; les matières
grasses diminuent environ de un tiers.

Syphilis. — Les altérations du sang dans la syphilis n'ont
été qu'incomplétement étudiées ; celles qui ont été mises en relief sont · la diminution de l'eau dont les proportions varient
entre 780 et 777 par 1000, et la diminution du sel marin qui
tombe à 4 et 3,4 pour 1000. On a aussi signalé la présence d'un
cryptogame.

Morve. — On a, à tort ou à raison, cherché à établir une
certaine analogie entre les altérations de la morve et de la syphilis. Les cas de transmission de morve à l'homme ne sont
malheureusement que trop nombreux. Dernièrement encore, un
vétérinaire du Pas-de-Calais, M. Viseur, donnait lecture à l'Académie de médecine d'un mémoire se rapportant à un cas de
morve sur l'homme qu'il avait vu en faisant le recensement des
chevaux susceptibles d'être réquisitionnés en cas de mobilisation
de l'armée. La victime est un garçon de ferme du village d'Er-
villers. De tout temps, les auteurs ont prétendu à une altération
du sang ; Bérard croyait à une hypérinose ; d'autres, au contraire, ont signalé une hypéralbuminose. Furna a trouvé dans
le sang des morveux de nombreux microcoques, les uns libres,
les autres adhérents aux globules ; Hallier a cultivé ce cham-
pignon et il a obtenu une production qui ne diffère en rien du
coniothecium syphiliticum qui a été signalé dans le sang des sy-
philitiques. Dans ces dernières années, la morve a été l'objet
d'études spéciales. Delafond avait déjà signalé l'abondance des
leucocytes dans l'affection farcino-morveuse. Cette lésion a été
confirmée par les travaux de Christol et Kiéner (Comp.-rend.
Ac. des sc. 1868) ; non-seulement ils ont trouvé que le rapport
des hématies avec les globules blancs pouvait être de 1/30, 1/20
et même de 1/6 ; mais encore ils ont signalé la présence de

bactéries, les unes ayant la forme de granulations mesurant $0^{mm}0012$ de diamètre, animées d'un mouvement giratoire très prononcé. Ils en ont compté 1 pour 5 à 20 hématies. Les autres sont des bâtonnets réfringents mesurant de $0^{mm}002$ à $1^{mm}10$ de longueur et $0^{mm}0015$ de largeur; leurs mouvements sont plus lents que ceux de la variété précédente.

M. Colin a communiqué à l'Académie de médecine, dans la séance du 4 janvier 1876, une note de laquelle nous extrayons les conclusions suivantes :

1° « Il y a dès le début de la morve et du farcin, surtout dans la morve chronique, une leucocytose qui s'accentue à mesure que la maladie fait des progrès. »

2° « Cet état du sang et de la lymphe s'associe à l'anémie, surtout dans la morve chronique, lorsque l'état des poumons apporte des troubles graves à l'hématose. »

3° « Enfin la leucocytose morveuse, dont le point de départ principal est le système lymphatique, paraît jouer un rôle important dans le développement des lésions pulmonaires. »

Rage. — La rage nous est transmise par notre plus fidèle compagnon, mais nous ne savons rien de précis sur l'état du sang rabique.

Urémie. — L'urémie est généralement symptomatique d'une autre affection (choléra, albuminerie, etc.). Le sang présente ordinairement une coloration foncée, légèrement violette ; il exhale une odeur d'urine assez prononcée. La quantité d'urée dans le sang s'accroît considérablement. Chalvet en a trouvé de 0,090 à 0,12 pour 1000 de sang. Ce n'est pas à l'action de ce corps que sont dus les accidents si graves qui sont la conséquence d'une urémie trop prolongée. Frerichs et Treitz prétendent qu'ils sont dus à sa transformation en carbonate d'ammoniaque. Cette opinion n'a rien de fondé ; car s'il est des cas où on a constaté la présence de ce composé, il en est d'autres aussi où il a été impossible d'en trouver la moindre trace. Chalvet, Picard, Gübler attribuent les accidents urémiques non pas à la

présence de l'urée dans le sang, puisqu'ils ont observé des cas
dans lesquels les proportions étaient normales ; mais bien à
l'action de certaines matières extractives de l'urine. L'acide
succinique a été aussi signalé par Meisner. Dans le sang uré-
mique, il y a augmentation d'eau et diminution du poids des
globules.

Maladie de Bright. --- Dans la maladie de Bright, le sang
est moins riche en globules et en fibrine qu'à l'état normal ; si
celle-ci augmente, c'est qu'une phlegmasie franche est venue
compliquer la maladie. Les principes extractifs, les graisses,
l'eau sont un peu plus élevés ; la densité est moindre. M. Quinquaud a trouvé 82 et 110 d'hémoglobine pour 1000 cent. cubes
de sang. La quantité d'urée, d'après Bright et Babington, peut
aller jusqu'à 1.5 pour 100. Andral et Gavarret ont démontré que
dans cette affection la sérine diminuait d'autant plus que les
urines étaient plus riches en matières protéiques ; sa quantité
oscille entre 70, 65 et 50 pour 1000. Lorsque l'affection passe
à l'état chronique, la fibrine augmente sensiblement, les matières extractives un peu ; l'albumine et les globules diminuent.
M. Garrod a trouvé 0,0012 à 0,0055 d'acide urique dans le
sérum du sang des albuminuriques.

Choléra. — Le sang des cholériques se caractérise par une
diminution notable d'eau et des sels de sérum, qui peuvent dé-
croître de plus de moitié. Le sang devient noirâtre, poisseux,
prend la consistance d'une gelée. On constate une augmentation
relative des globules et des principes fixes du sang due à l'élimination considérable d'eau qui se fait par les intestins. Lorsque
l'albumine a atteint un certain chiffre, elle est éliminée par les
reins. Les globules se déforment, diminuent de volume et laissent échapper par exosmose les chlorures et les phosphates de
potasse qui entrent dans leur composition. Dans le sang des
cholériques, la fibrine varie peu ; dans le sérum on trouve
trois fois plus de chlorure de sodium et de matières grasses
qu'à l'état normal. Voit y a trouvé 2 gr. 40 d'urée pour 1000,

Chalvet 3 gr. 60). On rencontre quelquefois du carbonate d'ammoniaque.

Scorbut. — Becquerel et Rodier ont signalé les variations suivantes dans la quantité de fibrine contenue dans le sang scorbutique : 2,2, 2,6, 3, 3,6, 4,1 pour 1000. Andral en a trouvé 4,4 pour 1000. Le caillot se recouvre souvent d'une couenne. L'albumine est variable, les globules diminués contiennent moins de sels de potasse. C'est à cette lésion que Garrod et Chalvet attribuent les causes de la maladie. Lorsque le mal se généralise, le sang se coagule difficilement, quelquefois pas du tout ; il est de couleur foncée, désagréable à l'œil, à reflet verdâtre à sa surface. Il est à supposer que cet aspect général du sang est dû à une altération profonde des globules et peut-être même de l'hémoglobine. Cependant, à l'état sec, la quantité des globules est souvent augmentée. Frémy, Becquerel et Rodier ont remarqué une réaction alcaline du sang très marquée, ce qui semble être en contradiction avec les observations de Garrod et Chalvet qui ont constaté une diminution des sels de potasse. La teneur en albumine est moindre qu'à l'état normal.

Analyse du sang scorbutique d'après Andral et Gavarret :

Eau	874.83
Fibrine	4.42
Globules	44.40

Chalvet en a donné une analyse beaucoup plus complète :

Eau	853.53
Albumine	72.30
Fibrine	4.50
Globules	63.56
Matières extractives	11.32
Cendres du caillot	3.00

Diabète. — Quelques considérations physiologiques, que nous avons négligées à dessein dans l'étude du sang normal, ne seront pas inutiles avant d'étudier le sang des diabétiques.

Cl. Bernard est parvenu à prouver d'une façon constante la présence du sucre dans le sang.

M. Chauveau a prouvé expérimentalement que l'abstinence, loin de diminuer la quantité du sucre dans le sang, en produit plutôt l'augmentation. Le sang veineux ne présente pas les mêmes quantités de sucre que le sang artériel dans la grande circulation ; mais dans la petite circulation, le sang veineux et le sang artériel, c'est-à-dire dans le sang qui vient du poumon, comme dans celui qui y va, la teneur en sucre est sensiblement la même. Voilà les principes généraux que nous avons cru exposer ici, tout en ayant le regret de ne pouvoir parler plus longuement dans ce résumé des recherches si remarquables de M. Cl. Bernard sur la glycémie.

Le diabète coïncide assez généralement avec l'albuminerie, aussi le sérum est-il appauvri en sérine et le plasma en fibrine. La quantité d'eau augmente et varie entre 800 et 910. Nous n'avons pas ici à nous occuper des différentes théories qui ont été émises pour expliquer la formation du sucre dans le sang ; toutes émanent d'hommes très éminents. Celles qui semblent aujourd'hui faire force de loi appartiennent à M. Cl. Bernard. Le sang des diabétiques se coagule difficilement et donne un caillot mollasse. Schman a trouvé 0,047 de glycose pour 1000 dans le sang diabétique. Les globules diminuent et leur poids à l'état sec tombe à 80 pour 1000.

Analyse du sang diabétique :

	Henry et Soubeiran.	Bouchardot.
Globules secs	120.37	118.23
Fibrine	2.43	1.95
Albumine	55.48	62.54
Sels, matières extractives et graisses	5.57	8.51
Eau	816.15	808.76

Maladies du cœur. — *Hypertrophie.* D'après Becquerel et Rodier, il y a augmentation des globules, de fibrine et d'albumine.

Endocardite chronique. Le sujet est généralement anémié ; il y a diminution des globules et de fibrine.

Dans l'insuffisance valvulaire du cœur, que Beau a désigné sous le nom d'*asystolie*, l'albumine est le plus souvent au-dessus de la normale ; mais elle peut se trouver au-dessous. M. Quinquaud a trouvé de 91 à 125 gr. d'hémoglobine pour 1000 cent. cubes de sang.

Dans toutes les affections du cœur, il se produit une variation dans la composition du sang à chaque période de la maladie. Généralement la fibrine dépasse la normale. Lorsqu'il y a anémie, anasarque, le chiffre des globules tombe au-dessous de 117 pour 1000 ; la densité du sang diminue. La quantité d'albumine ne diminue que lorsqu'il se produit un épanchement ; alors elle peut arriver au-dessous de 70. Lorsque le malade est épuisé et qu'il est voué à une mort certaine, les globules tombent à 90 pour 1000 de sang ; l'albumine arrive souvent au chiffre de 2 pour 1000. La quantité de graisses, de matières salines et extractives est inférieure à la moyenne physiologique.

Hydropisies. — Les affections du cœur se compliquant assez souvent d'épanchements séreux, nous pouvons dire que le sang des hydropiques se rapproche de celui que nous venons immédiatement d'étudier. Nous avons encore à envisager les hydropisies qui sont concomittantes avec certaines tumeurs ou autres maladies.

Le sang des hydropisies, dues à une complication du cancer, de fièvres, de diarrhées, etc., présente souvent le caractère du sang dans ces diverses affections. Généralement la fibrine reste normale, les globules varient entre 100 et 60 pour 1000, l'albumine oscille entre 63 et 45 pour 1000 de sérum. Lorsque l'hydropisie dépend d'une tumeur abdominale, les globules descendent jusqu'à 90 pour 1000 de sang, tandis que la fibrine augmente de 1/4 au-dessus de la normale.

Maladies saturnines et certaines formes d'empoisonnement. — Andral et Gavarret ont toujours observé un abaissement notable des globules rouges dans les empoisonnements par le plomb, et une augmentation d'eau, la fibrine restant normale. Suivant Pope, ce dernier élément arriverait au chiffre de 6.14 pour 1000. M. Malassez nous a appris que le sang des saturnins pouvait contenir deux fois moins de globules rouges qu'à l'état normal ; suivant le même auteur, l'alcool, la quinine, l'acide cyanhydrique augmentent aussi le volume des globules rouges du sang ; l'acide carbonique et la morphine produisent l'effet inverse. MM. Feltz et Ritter ont démontré que lorsque certains poisons, comme le phosphore, le tartre stibié, l'arséniate de soude, l'acide arsénieux, agissent pendant un certain temps sur l'organisme avant de produire un empoisonnement, il se produisait une pypersécrétion biliaire et qu'alors on rencontrait dans le sang et dans les urines les acides de la bile. Les modifications que produit l'oxyde de carbone sur les globules sanguins seront traitées dans l'appendice.

Maladies de la moelle. — On ne connaît rien, touchant l'influence des maladies mentales, sur les modifications qu'elles apportent dans le sang. M. Charbonnier, dans son étude sur la maladie des mystiques, nous dit que dans ces affections le sang est affaibli et est comparable à celui des anémiés par abstinence. Dans les paraplégies on observe généralement un abaissement dans le chiffre des globules ; le sérum est dense et riche en albumine ; la fibrine est normale.

Hémorrhagies. — Dans les hémorrhagies qui sont dues à un état pléthorique, il y a toujours augmentation des globules ; mais lorsqu'elles surviennent dans un organisme affaibli, le nombre des globules peut rester à l'état normal ; généralement il diminue et la fibrine tombe à 2 pour 1000. Dans beaucoup d'hémorrhagies cérébrales, les globules sont légèrement augmentés et la fibrine un peu diminuée. Dans les tumeurs sanguines, ou hématomes, suivant la date de leur existence, on trouve du sang pur, frais, le plus souvent coagulé, le caillot est plus ou moins foncé ; lorsqu'il est pâle, les globules rouges sont agglomérés par tas, et après un certain temps, se transforment en une matière pigmentaire en laissant déposer des cristaux d'hématoïdine. Lorsque l'hématome est ancien, il peut se transformer en foyer purulent. On rencontre alors des corpuscules de pus mélangés au sang qui est en voie de décomposition. Le caillot fibrineux s'organise quelquefois et forme des tumeurs fibrineuses.

Rhumatisme aigu et phlegmasies en général. — Le rapport des globules humides au plasma reste à peu près normal. Andral et Gavarret ont fait plusieurs analyses de sang de rhumatisants ; Delafond a aussi fait des recherches sur les animaux : ils ont trouvé que la fibrine augmentait avec l'intensité de la fièvre et qu'elle pouvait dépasser le chiffre de 7 pour 1000; elle peut aller jusqu'à 10,2 et elle ne diminue pas sous l'influence de la saignée. Lorsque la maladie se prolonge, la quantité de globules secs peut tomber à 68,1 pour 1000 de sang ; l'eau augmente légèrement et se dose par les chiffres 790 à 805 pour 1000. L'albumine augmente au début et s'abaisse dans le cours de la maladie. D'après M. Garrod, l'acide urique ne varie pas.

Goutte. Arthritisme. — Dans cette affection, le sang se charge d'une quantité considérable d'acide urique : M. Garrod en a trouvé jusqu'à 0 gr. 5 par litre de sang.

Pneumonie et pleuro-pneumonie —Dans ces affections, le sang se coagule lentement, le caillot est généralement couenneux, la fibrine, considérablement augmentée, oscille entre 7, 8 et 12 ; la proportion varie avec l'intensité de la fièvre. L'albumine, d'abord en quantité normale, suit un mouvement inverse à celui de la fibrine, elle peut tomber jusqu'à 52. Eau du sang un peu augmentée. Les globules rouges et le plasma ne varient pas. L'hémoglobuline, d'après M. Quinquaud, oscille entre 101 et 96 dans la pneumonie aiguë, 91 et 81 dans la pleurésie aiguë, pour 1 cent. cube de sang. Dans le cours de ces maladies, il y a une leucocytose très prononcée. Dans la pleurésie, la fibrine, d'abord augmentée, diminue aussitôt que l'épanchement se produit, sans cependant arriver au chiffre physiologique ; les globules rouges sont alors le plus souvent diminués.

Phlébite, pyohémie. — Dans la phlébite, le sang peut être altéré par les éléments du pus qui se forme *in loco ;* alors surviennent les accidents pyohémiques. Le sang, riche en globules blancs provenant de la résorption des globules purulents, est plus fluide et plus noir ; en se coagulant il forme un caillot diffluent. Les globules rouges peuvent diminuer de un tiers relativement à leur poids ; lorsque la maladie prend un caractère septique, ils laissent échapper leur matière colorante altérée dans le plasma, celui-ci augmente dans les mêmes proportions que les globules diminuent, s'appauvrit en fibrine et s'enrichit en substances solubles.

Hématurie. — Sang fluide, sérum coloré. Falkc a vu le sérum se séparer avec une coloration rouge ; ce qui prouve que l'hématosine était déja en solution et ne tenait plus aux globules.

Notre travail était à peu près terminé lorsque nous avons eu connaissance des recherches de MM. Putzeep et Swaen sur l'action physiologique du sulfate de guanidine. (*Annales* de la Soc. méd., chirur. de Liége.) Sous l'influence de ce composé, le sang devient noir ; cette altération est attribuée à l'usure excessive de l'oxygène pendant les contractions musculaires.

Nous n'avons pas perdu de vue que nous n'avions qu'à résumer nos connaissances en hématologie ; aussi, dans ce travail, auquel nous avons peut être donné trop d'extension, nous nous sommes abstenu de reproduire les analyses nombreuses faites par Andral et Gavarret sur le sang des goutteux, des rhumatisants et des pneumoniques. Mais nous nous sommes efforcé (autant que nous l'ont permis les faibles ressources d'une bibliothèque d'un modeste praticien) dé mettre en relief les travaux les plus récents. Nous nous sommes aussi inspiré des recherches qui ont été faites dans la médecine des animaux. Le progrès engendre le progrès, et nous devons reconnaître à la grande gloire de la vétérinaire qu'elle nous a aidés à faire un pas immense dans la science. Désormais, nous devons la considérer comme la sœur jumelle de la médecine humaine, qui trouvera en elle un auxiliaire puissant dans les recherches physiologiques.

En recopiant il a été fait une omission. Le paragraphe suivant appartient à l'étude physiologique du sang (voir p. 113 et 114).

Depuis le mois de septembre 1874, l'Académie des sciences a plusieurs fois été saisie de la coagulation spontanée du sang à son issue de l'organisme. MM. Mathieu et Urbain ont soutenu que l'acide carbonique était l'agent de la coagulation spontanée du sang, et que s'il ne se coagulait pas dans l'organisme, il le devait à la propriété qu'ont les globules de fixer non-seulement l'oxygène, mais aussi l'acide carbonique. A la séance du 12 juillet 1875, M. Glénard s'efforça de prouver que les gaz ne jouaient aucun rôle dans la coagulation spontanée du sang et qu'il fallait en rechercher la cause dans l'influence du contact des corps étrangers.. Il rapporta une expérience qui lui est propre et qui consiste à enlever à un animal un segment veineux ou artériel rempli de sang et de le conserver au contact de l'air. Après un temps qui varie avec la longueur du segment et la quantité de sang, ce segment se dessèche et prend une consistance cornée; si on dissout ce sang desséché dans l'eau, la solution jouit de la propriété de se coaguler même après filtration. Les courants d'acide carbonique, d'oxygène d'acide sulfhydrique n'ont pas produit la coagulation du sang frais contenu dans la partie du vaisseau enlevée. Pour cet observateur, le sang est vivant tant qu'il jouit de la propriété de se coaguler : la coagulation est sa mort.

MM. Mathieu et Urbain réfutèrent, le 27 septembre 1875, cette manière d'interpréter la coagulation du sang. Ils affirmèrent de nouveau, et leur attestation est basée sur l'expérience, que l'acide carbonique est l'agent de la coagulation spontanée du sang ; une quantité de ce liquide contenue dans un boyau de poulet devient incoagulable lorsque par exosmose il est débarrassé de son acide carbonique. MM. Mathieu et Urbain s'étonnent que M. Glénard n'ait pas obtenu le même résultat qu'eux, attendu que dans ses expériences il a à peu près suivi le même procédé.

M. Arm. Gauthier, ayant envoyé une note dans laquelle il conclut que le sang privé d'acide carbonique conserve très bien la propriété de se coaguler, les contradicteurs de M. Glénard répondent, dans la séance du 14 février 1876, que la température de 8° à laquelle M. Gauthier a fait ses expériences, s'oppose déjà à la coagulation, et que, de plus, la quantité de chlorure de sodium dont il a additionné le plasma est un nouvel obstacle, puisqu'il a été démontré qu'une solution de globuline et même d'eau de chaux ne sont plus précipitées par l'acide carbonique lorsqu'on y a ajouté une quantité convenable de chlorure de sodium.

APPENDICE. — Nous ne pouvons terminer ce travail sans dire un mot de l'analyse spectrale du sang. Nous parlerons seulement de l'hémoglobine, et nous traiterons en même temps des effets de l'oxyde de carbone.

Lorsqu'on examine au spectroscope une dissolution de sang artériel, il se produit deux bandes d'absorption situées à l'extrémité jaune du spectre ; si on agite cette solution avec un agent réducteur de l'oxigène, les deux premières bandes disparaissent et sont remplacées par une autre plus large, noire, située vers le milieu de la région jaune. Les deux premières bandes constituent le spectre de l'hémoglobine oxygénée ou oxyhémoglobine et la dernière de l'hémoglobine réduite. Nous savons que l'oxyde de carbone a une grande affinité pour les globules sanguins, et qu'il forme avec eux une combinaison beaucoup plus stable que l'oxyhémoglobine, irréductible par tous les réactifs chimiques. L'hémoglobine carbonnée donne deux bandes d'absorption qu'il est difficile de distinguer de celles de l'oxyhémoglobine; le moyen de les différiencier consiste à faire passer un agent réducteur dans la solution de sang oxycarbonée; les deux bandes persistent sans modification aucune.

L'oxyde de carbone fait éprouver aux globules sanguins des modifications vitales très profondes, il se substitue à l'oxygène volume pour volume et forme des combinaisons tellement stables qu'on retrouve les bandes d'absorption dans du sang putréfié qui a été intoxiqué par l'oxyde de carbone. Aussi, en médecine légale, lorsqu'on soupçonne un empoisonnement par ce composé, l'analyse spectrale est d'un grand secours et donne toujours des résultats certains.

Si on analyse immédiatement après la mort le sang d'un animal asphyxié par l'oxyde de carbone, on retrouve encore dans les globules une faible proportion d'oxygène (4,4 et moins pour 100). Ce résultat contradictoire des expériences de Setchenow est expliqué par le plus ou moins de temps durant lequel le sang est soumis aux manipulations. Malgré la stabilité de l'hémoglobine oxycarbonée, un animal soumis à une intoxication incomplète peut revenir à la vie en se débarrassant de l'oxyde de carbone dont le sang était imprégné, et les globules ont conservé la propriété d'absorber l'oxygène. Ce phénomène purement vital a été interprété de différentes manières, mais n'a reçu encore aucune explication satisfaisante et positive. M. Chenot en a donné une théorie chimique en disant que l'oxyde de carbone était éliminé sous forme d'acide carbonique. M. Cl. Bernard a prouvé que la quantité d'acide carbonique dégagée pendant la durée de l'intoxication était supérieure à celle qui se produisait pendant l'élimination de l'oxyde de carbone. La quantité de chaleur produite pendant que l'animal revient à la vie atteint à peine le chiffre normal, ce qui semble encore prouver qu'il n'y a pas suroxydation de l'oxyde de carbone absorbé. Comment donc s'élimine ce poison ? M. Claude Bernard, après bien des tâtonnements, a constaté expérimentalement que le sang anormal jouissait de la propriété de désintoxiquer le sang oxycarboné, et il a conclu qu'il était impossible d'être empoisonné par l'oxyde de carbone tant que ce gaz n'arrive pas au contact de la surface pulmonaire ; car, injecté par les autres voies dans la circulation générale, il n'arrivera pas assez rapidement au poumon et n'agira pas sur une assez grande masse pour empêcher l'action salutaire du sang qui n'aura pas encore éprouvé les effets de l'empoisonnement. L'expérience a prouvé qu'il n'y avait pas surcroît de production d'acide carbonique ; nous savons aussi que du sang oxycarboné étendu d'eau, laissé en couches minces au contact de l'air, se dégage de son oxyde de carbone avec une grande rapidité, comme si l'eau intervenait dans ce phénomène à titre d'agent actif. La présence de l'air et de l'eau semblent donc nécessaires pour provoquer la *disparition* de l'oxyde de carbone ; car il subsiste dans les profondeurs de l'organisme et des tissus d'un animal mort, tandis qu'il disparaît rapidement chez un animal vivant. Il reste donc toujours cette question à résoudre : Que devient l'oxyde de carbone ?

Lille, imp. Lefebvre-Ducrocq.

392